ガンになった原口一博が気付いたこと

――吉野敏明との対話

医療問題アナリスト　吉野敏明
衆議院議員　原口一博

青林堂

まえがき

この本を手にとってくださった全ての方、そして吉野敏明先生をはじめ、対談から編集、出版にご尽力くださった方々に心から感謝の誠を捧げます。

本書は、私のがんの闘病日誌ではありません。新型コロナワクチン接種が原因と疑われるターボ癌と思われる《悪性リンパ腫》で闘病しながら国会活動を続けていた時に出会った、吉野敏明さんという稀代の天才に命を救ってもらっただけでなく、多くの気づきをいただいた「天の恵み（ギフト）」の話です。

２０２３年の１月27日、《びまん性大細胞型Ｂ細胞リンパ腫》と診断された私は、その後、がんを公表して闘病していましたが、「生きられるところまで行ければ良い、国会議員としての締めくくりの仕事をして人生を終えるのだ」と、覚悟を決めていました。

がんを公表したのは、私のがんが新型コロナワクチン接種と関係があるのではないかというアメリカの医師の言葉がきっかけでした。

ワクチンとの関連が疑われなかったら、私はがんを公表しなかったと思います。政治家にとって健康を害しているということは、政治生命そのものを終わらせかねないからです。

しかし、私は敢えてがんを公表しました。

ワクチンによる超過死亡も、ターボ癌も、まるで何もないかのように扱われ、私の周りでも亡くなる方や、ワクチンの後遺症に苦しみながらも、いくら検査してもわからないと言われ、途方に暮れていらした方々が何人もおられました。

私は、代議士ですし、自分の摘出したがん細胞は自分の情報ですから、公表する事ができます。そしてそれを使い、ワクチン接種を終わらせて被害を止め、被害の救済に当てられると思ったのでした。

そんな私を心配してくれた参政党の神谷宗幣さんから一本の電話がかかってきました。「吉野敏明さんという仲間が原口さんを心配しています。大阪府泉大津市南出賢一市長さんも心配しています。直ぐに会わせてほしいという申し出がありました。原口さん、おふたりに会われませんか?」という電話でした。

おふたりのことは、私も知っていました。吉野敏明さんは、大阪府知事選にも挑戦した方で、言いにくいことでも正しいことなら一切の妥協なしにズバッという方だということは存じていましたが、それ以外には知りませんでした。

吉野敏明さんに初めて会った時の印象を鮮明に覚えています。

民主党時代には国会Gメンを編成し、巨悪を追い詰めていた私たちでしたが、Gメンの隊長石井紘基《いしいこうき》代議士を背景不明の男に刺殺され失っています（２００２年10月）。天命にそって行動する私たち民主党国会Ｇメンの仲間と同じオーラをまとっていました。

私たちは、知り合って半年も経たないのに、今では何十年も同じ戦いを戦ってきた戦友のように話しをします。

その後のことは、この本でも幾つか触れています。ひとつだけご紹介してまえがきの結びといたします。

あれは、私が超党派ＷＣＨ議連（仮称）を立ち上げ、第一回の総会を開く前日のことでした。

議連のアドバイザー予定者として吉野敏明さんには参加していただくことになり、メッセージのやり取りをしていました。

その時に一つの資料が送られてきました。「明日、これを発表して良いですか？」

と吉野敏明さんがおっしゃるのでした。

「国会議員といってもＷＨＯの問題点やパンデミック合意が何かさえ知らない人達が少なくありません。明日はライブ中継もすることで合意しています。私は吉野さんを支持しますし、この資料も真正のものだと信じます。しかし、それを明日、提出したら議連そのものが続けられるかさえわかりません。超党派なのです。」とお答えしました。

頭脳明晰で柔軟な吉野さんは、さっと提案を引っ込めてくれました。

それが何だったかは、この本の中に書かれています。


この本は、吉野敏明さんと私が困難に立ち向かっていった、短いドキュメンタリーでもあります。

吉野敏明さんは、困難に見舞われた私を救ってくれた恩人ですし、何よりも困難に立ち向かう勇気をくれた人です。

結びに、感謝と祝福のエールを捧げ、まえがきといたします。

令和6年2月11日

衆議院議員　原口一博

目次

第2章　超党派WCH議連が発足！　59

第3章　がんの原因がわかった！
～悪性リンパ腫になって原口一博が気づいたこと～　71

第4章　激増する医療費を誰が止めるのか？

～ヨシノミクスで景気回復～　105

第5章　ディープステートの傀儡国家、日本は独立出来るのか？　137

第6章　日本再生のための「教育論」　165

あとがき　吉野敏明　197

序章

ふたりの出会い

吉野　原口先生は２０２３年1月に「悪性リンパ腫※」というご病気が見つかり、その後５ヶ月の治療期間を経て、無事寛解《かんかい》、完治されたということで、本当に大変だったと思います。まずは、おめでとうございます！

原口　ありがとうございます。今回、吉野先生に出会わなければ命がなくなっていたかもしれません。少なくとも議員という仕事を続けることは出来なかったのではないでしょうか。心より御礼を申し上げます。

吉野　とんでもないです。ご回復なさって私も嬉《うれ》しいです。

原口　吉野先生から、わざわざご連絡をいただきましたね。

吉野　はい。私が勝手に先生のことを心配して、髪の毛も抜けられていましたし、もう、居ても立ってもも居られなくなり、神谷宗幣さん（参政党党首・参議院議員）とお知り合いだと聞いて、電話をさせていただきました。

原口　そう。いきなりだったので驚くやら嬉しいやら（笑）。

吉野　扁桃腺《へんとうせん》の悪性リンパ腫は、食べ物と密接な関係があるがんなので、標準治療だけやっていると危ないなと思っていました。先生とはまったく面識はありませんでしたが、当たって砕けろの精神で、大変僭越《せんえつ》ながら、とにかく先生の命を救いたいという一心で、連絡させていただいたのです。

原口　本当にありがとうございました。実は私もぜひ、お会いしたいと思っていまし

※悪性リンパ腫……白血球のうちリンパ球ががん化する病気。原口氏は新型コロナウイルスのワクチン接種後に体調に異変を感じ、２０２３年１月に悪性リンパ腫が確認された。約５ヶ月間の治療、闘病生活を経て寛解（病気の症状が軽減・消失すること）に至る。

て、先生のことはよく存じ上げていたのです。凄く活動力、発信力がある人だなと。「この方はどんな方なのかな……社会的に消されないかな……」と実は心配にも思っていたのです（笑）。

過去に国会議員でも、「日本はアメリカのＡＴＭじゃない」と言ったために、政治的に消えていった人も少なくありませんから。吉野先生は、そういった消えていった人たちよりも、はるかに強く発言されていましたから、是非いつか会いたいなとは思っていました。

吉野 そんなこと言っていただけると私も嬉しいです。それで電話したら、先生が翌日ですよね？

原口 そう。早速、次の日、銀座にある吉野先生のクリニックに伺いました。

吉野 初対面にもかかわらず、色々と踏み込んだ話をしましたよね。

原口 栄養指導もメモ帳からはみ出るくらいたっぷりと頂きました。あの時は、食べているもの全てが、がんに繋がっていたことがわかり、まさに天地がひっくり返る思いでした。その後、先生に言われた通り、冷蔵庫の中身を全部捨てましたよ。

吉野　甘いお菓子も全部捨てて（笑）。

原口　それからはもう謹厳実直《きんげんじっちょく》な生活を。

吉野　いえいえ、永久にじゃないので安心してください。私の言ったような食事をしていれば、少なくともがんが進行する要因がなくなりますので、そこはぜひ注意深い食事をお願いします。まずは、がんの進行を絶対に止めなきゃいけない。

それから植物性の油も影響します。小麦粉と油との因果関係が強いのです。

原口　ドーナツ、とんかつ、好物ばかり。

吉野　植物性の油と甘みが関与するのが、この、悪性リンパ腫というがんなのです。

原口　私もずっと、絶対完治という強い信念を持って治療していました。6月（2023年）に病院で色々調べましたら、マーカーにはもう反応が出なかったですね。

吉野　いやぁ、素晴らしいです。

原口　耳鼻科に行って喉も診てもらいましたけど、寛解していました。

吉野　本当に良かったです。私のクリニックに、何人もがんの患者さんが来院されますが、やはり2つの傾向があります。一つは甘いお菓子や果物を常食としていたりするケース。正直、これは例外がないですね。それから元々がんが別のところにあって転移したという方。

例えば、ある方は肺がんをお持ちでしたが、コロナワクチンを打ったら突然膀胱《ぼうこう》がんになってしまったと。

原口　やっぱり……。

吉野　そういうパターンがとても多いです。大体ワクチンも3回目程度の方に、がんの発症が多くみられるという話でしたら、いくらでも耳に入ります。というのも、私たちも研究者ではないので、疫学調査をするわけにもいきません。うちに来た患者さんから問診をするとそういう話が次々出てくるのです。だからもう、嘆いている姿を見るといたたまれなくなります。

先ほどの膀胱がんの患者さんもそうでしたが、「だってワクチン打てってテレビで言ってるじゃないか！」とおっしゃるわけです。「新聞やテレビを信じられなくなったら、私たちは何を信じればいいんですか」ともおっしゃっていました。

原口　私も国会で質問をしました（２０２３年6月12日の衆議院・決算行政監視委員会）。がんの死亡者数や罹患者数が年々増えている現状に対して「超過死亡とか年齢調整とか、数字を操作するのはおかしい」ということもはっきり申し上げました。ワクチンとがんの因果関係に関しても、直接的には言えませんでしたが、私が体を張って、抗がん剤で髪の毛も抜け落ちた状態で国会に立ち質問をしていれば、誰だって気づくでしょう。「ワクチンを打ってから調子がおかしくなった」とも発言しているわけですからね。岸田首相も言葉にはしませんでしたが、それなりに答弁していたと思います。

吉野　岸田さんも、本当は全部わかっていると思います。

原口　「製薬会社との契約を総理はご覧になりましたか」と聞いたら、頷《うなず》いておられましたから。

吉野　もはや、どういうふうにこの話を軟着陸させるかという考えをお持ちではないかと。

原口　そう思いたいですね。でもまずはワクチンを止めないといけません。結局２０２２年の夏ぐらいから、もう他の国はとっくに止めていますからね。

吉野　おっしゃる通りです。我々は、ワクチンも止めたいし、がんも止めたい。先生、どちらの話からいきましょうか？

原口　まずは、ワクチンにしましょう。ユーチューブではＢＡＮ（削除）されまくっていますから、本書では思い切りやりましょう！

吉野　私もさんざん削除されて鬱憤《うっぷん》が溜まっていましたので、ぜひよろしくお願いいたします。そして先生は、闘病されたこの数ヶ月の間に、様々なお気づきがあったと思います。巷《ちまた》では原口先生は完全に目覚められた、覚醒したという声もよく聞きますよ。

原口　がんを宣告された２０２３年１月27日は絶望的にもなりましたし、10年前に天に召された妻にやっと再会出来るかな、とも思いました。でも同時に、これで死んでたまるかとも思いました。今までも、神様が試練を与えられたという時は、いつもチャンスでしたから。ただ悪いことばかりではないですね。

吉野先生もそうですが、この病気になったから出会えたという人が、今、私の周りにたくさんいます。様々な人が繋がってきています。ありがたいことだなと思います。そして、この短期間で一気に、新たな真実を知ることが出来ました。病気になることで、新しい自分に出会えることもあるのだと、体中で実感しているところです。

第1章

新型コロナワクチンは「公害」であり「薬害」である

2020年、ワクチンが生まれて

原口　結局、2022年の夏ぐらいからもう他の国は止めている中、日本ではさらなる新型コロナのワクチンを推進しようとしています。

吉野　全く同じ動きをみせたものが「子宮頸がんワクチン」※です。本当に全く同じ経緯なんですね。これは《医療被害》が起こる時に毎回生じることです。大体3年経つと色んなことが暴露され、皆が運動をし始めて、集団訴訟が起こり、最後は国や企業がそれを収めるというパターンです。

原口　2020年から先生はそのことをおっしゃっていますよね。

吉野　はい。この件に関しては、私も色々な薬害の事例を調べました。例えば古いところですと「阿賀野川有機水銀中毒事件」（新潟水俣病／1965年）や、「事件スモン事件」（1960年代に多発した日本最大の薬害事件）や、「薬害エイズ事件」（1980年代に血友病患者において発生したＨＩＶ感染事件）など、みんな同じパターンです。

最初は「そんなことあるわけない」とか、あるいは阿賀野川水銀中毒などの場合は「これは風土病でしょう」などと言い、薬害エイズの時もそうでしたが、丸3年放置し、死者が出始めて裁判が起こり始めると、ようやく〝いやいやながら〟認め始め、その後〝なんとなく〟お金で解決して、最後は〝何事もなかったかのように〟フェードアウトして、おしまいというのを毎回繰り返しています。

原口　酷《ひど》い話です。いやいやながら、なんとなく、何事もなかったかのように……今回もそれが起こりうると。

吉野　新型コロナが始まった時から私は言っていました。「3年経ったら目が覚める。

※子宮頸がんワクチン……現在はHPV（ヒトパピローマウイルス）ワクチンと呼ばれ、HPVの感染を予防するワクチン。2009年以降日本で導入され、小学校6年〜高校1年相当の女子を対象に定期接種が行われている。しかし、副反応の被害を訴える声もあり、集団薬害訴訟も起きている。

この国の国民は」と。２０１９年の12月８日に武漢第1号患者が出て、２０２０年の1月14日に神奈川県で日本の患者の第1号が出ていますよね。それでちょうど、２０２３年の1月ぐらいから「これはおかしい」と言う人が急に増え始めました。ちょうど3年です。

原口　患者1号の方は屋形船で感染された方でしたか?

吉野　屋形船より前の方がいました。武漢に滞在歴がある肺炎の患者ということで、1月6日に受診、ＰＣＲ検査をしたという記録が残っています。これは厚生労働省のホームページにも詳しく載っています。ちなみに基本的な情報は、わざと厚労省の出しているデータしか使わないようにしています。

原口　他のデータを使うと面倒なことを言ってくる人がいるんでしょう?

吉野　はい。もちろん海外の情報なども持ち合わせてはいますが、基本は厚労省が出したもの、あるいは政府が出したもので、矛盾点を突くようにはしています。

原口　それは戦略的に非常に正しいですね。

吉野　私が過去に出した動画で、※まだ消されていないものがウェブ上に残っているので、それを見ていただくとわかりますが、一番最初の発言は2020年の3月10日でした。その時は「コロナウイルスというのは実は大したことないんだ」というのと、「人工的に作られている可能性が高い」ということを話したのですね。

新型コロナウイルスが確認されて1ヶ月ぐらい経った頃には、欧州最大級のドイツ・ベルリンのシャリテー病院に所属するクリスチャン・ドロステン※というウイルス学者が現れ、2月にはPCR検査が出来て、WHO（世界保健機関）がそれを追認し、世界規模でこの検査をやることになったわけですが、まったく驚くほかなかったです

※動画……Viewpoint 公式チャンネル：新型コロナウイルス対策はこれだ！ シオンテクノロジーで不活性化【パトリオットTV：077】（2020年3月10日配信）
https://www.youtube.com/watch?v=vHXADhey9QQ

※クリスチャン・ドロステン……シャリテー病院（ドイツ・ベルリン）ウイルス学研究所所長。2020年1月1日にPCRテストの開発に着手。21日に非公式に完成。WHOが即時に世界各国に奨励。25日に論文発表という異例のスケジュール。

よ。普通に研究したら3年はかかることを3週間程度でやってしまったのですから。自分も科学者をやっておりまして大学で研究もして論文もたくさん書いている身ですが、こんなことちょっとありえないわけですね。

原口　ありえない……。

吉野　普通、論文を仕上げるのって、査読までして、もの凄く早くても1年はかかりますよ。それが3週間余りでＷＨＯが認めてしまったというのは、おかしな話です。

原口　先生は、おかしくなった世の中に対して、果敢に挑んだわけですね。

吉野　私は自分のセミナー（「新型コロナウイルスの正体を暴くセミナー」を２０２０年3月から緊急開催）で30回ぐらいは言ってきました。科学的な根拠を全部出して、海外のデータも色々出して、あらゆる証拠を出して警告を発してきました。

この病気自体が、フェイクであるということを非常に強く言っていまして、ただこれがいい悪いという主観ではなく、例えばジェンナー※たちがやり始めた種痘《しゅとう》の歴史から遡って詳しく話したり、これまでどういった薬害の歴史があったのかという検証もしていました。そうしていた頃、〝ワクチンの歴史〟という極めて真面目な動画が、いきなりＢＡＮされたのです。

原口　ユーチューブが歴史の話までＢＡＮしたということですか？

吉野　完全に、客観的に歴史を解説した動画でした。

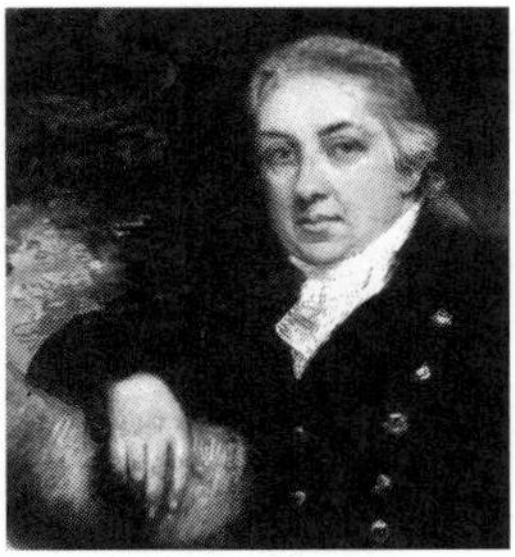

エドワード・ジェンナー

ワクチンがいいとか悪いとか一切入れていなかったんですよ。それでユーチューブから来たのは「誤った医療情報を流すな」という警告だったのです。

原口　ありえませんね。

吉野　それでもめげずにやっていましたら、チャンネルごと全部ＢＡＮされて、２３７本の動画が全て消されてしまったのです。

※エドワード・ジェンナー……（１７４９～１８２３年）英国の医者。免疫学の父。１７９６年に種痘法を発明し天然痘を根絶させた。予防接種の創始者と言われる。

原口　検閲が酷い社会にならないでほしいですよ、本当に。この間、アメリカの、ロバート・F・ケネディ・ジュニア氏※（以下、RFKジュニア）が言っていましたが、彼は民主党（※米大統領選挙は無所属で立候補補）じゃないですか。それでも「民主党は戦争の政党になった、検閲の政党になった、そして製薬会社の政党になった」とはっきり言っていましたね。

吉野　現代の日本の社会で〝検閲？〟と人は思うかもしれませんが、ネットでは少しずつそういう動きも見て取れます。とはいえ、ユーチューブの利便性も無視出来ないので、なるべくBANされない工夫もしながらやっております。

原口　ニコニコ動画に上げるのもいいと思いますよ。

吉野　そうですね、ひとまずは、オンラインサロンをやっていましたので「本当に知りたい人はそっちまで見に来てください」みたいにして、途中まで言うような形を取りました。悔しいんですけど。

原口　なるほどね。

吉野　ですので、ワクチン接種が始まる前から、もの凄く力を入れて注意喚起をしていたのです。それで本も刊行しようと思い、いくつかの大手出版社にこの話をしましたが、まったく駄目でしたね。

ワクチンの歴史は嘘だらけ

原口　がんになり、雑誌や新聞などのメディアに公表しました。なぜ公表をしたのかと言えば、「コロナワクチンの影響でがんになったんじゃないか？」という疑問を明らかにしたかったからです。でも、いざ発売された紙面を見ると、ワクチンに言及した箇所が全部すっぽり消えていました。そんなことなら、がんを公表しなかったんだ

※ロバート・F・ケネディ・ジュニア……民主党ながら、トランプ前大統領（共和党）と近い主張で人気を集めている。ワクチン懐疑派であり、不正選挙疑惑も指摘している。２０２４年米大統領選への出馬を表明。70歳。（１９５４年1月17日生）

けど……と言いたい。ワクチンの問題を殊更避けて通るというのはおかしなことです。

吉野 まったく弱腰です。

原口 また、先生がおっしゃったワクチンの歴史で言うと、少し前に「International Covid Summit III」※という会合がEU議会の有志議員の主催で開かれまして、ここでは1965年に初めて発見されたコロナウイルスの話を引き合いに出し、《機能獲得実験※》という話をしています。つまり、ワクチンが先にあってウイルスがあるのではないかという……。

吉野 いや、全くその通りと思います。

原口 機能獲得実験ってちょっと難しいので、先生少しご説明を。

吉野 最初の発端《ほったん》から説明しますと、1796年のジェンナーによる牛痘《ぎゅうとう》の接種からなんです。その頃はまだ、ウイルスというものは発見されていないわけですね。

世の中では、天然痘が蔓延していました。そんな中、牛の乳搾りを行っている女性たちの手に天然痘のような牛痘のぷつぷつ（発疹《ほっしん》）が出来てしまいますが、そのかわり重症化していないということを、ジェンナーは発見するわけですね。牛痘というのは、牛の天然痘なのですが、「弱毒のウイルスに感染しているから、この女性たちは天然痘にならないのだ」という仮説を立てたわけです。そこで、ジェンナーは自分の息子の肩をメスで切って、そこに牛痘を接種して、それが予防接種の始まりになったと我々は授業で習います。

原口　私もそう習いました。

吉野　でもこの話、色々と真相が明らかになりました。まずそれが自分の息子ではなく、使用人の子どもだったのです。それからメスで切ったのではなく、縦横10センチ

※ International Covid Summit III ……2023年5月3日に開催。その時行われた、デイビッド・マーティン博士の講演「新型コロナウイルス開発の1965年からの驚愕の歴史」の動画は、世界で2千万回再生された。

※機能獲得実験（研究）……Gain of Function Research。病原体の遺伝子に編集を加え、機能を増強したりすること。病原体の変異経過や、感染力の研究をする。また、変異株を使ってより優れたワクチン開発に向けた研究を行う。

×5センチ程度の上腕の皮膚を剥《は》いでいたのです。そこに、その牛の分泌物を塗るわけですよ。その子はどうなったかというと、まぁもの凄い色んな病気になったのです。

原口　それはそうでしょう！　感染症になりませんか？

吉野　その後も、牛痘どころか天然痘がますます世の中に増えてしまったのです。でも、そういう事実はないことになっています。

原口　酷いですねぇ！　我々の歴史の授業では嘘を教わっているということですか？

吉野　そう。美談に仕立て上げられています。ただ一応数年が経ちますと、「ワクチンファーム」という考え方が出来ます。これは、牛痘になった牛を大量に作り、そこから採取したものを人に接種するようにしていたのですが、これが感染症の流行《はや》り廃《すた》りなのか、何年かしたら牛痘がほとんど無くなってしまったのです。馬痘《ばとう》を使うなど色々案もあったようですが、結局「人間の天然痘の膿疱《のうほう》部分を切り取り、牛の背中につけて、それらが増殖したものを再度人間に接種する」という方法を編み出しました。病原体が他の動物の体で継代《けいだい》すると弱毒化するという発見が19世紀後半にありました。

原口　それ本当ですか⁉

吉野　そうなんですよ。でもまた感染が増えてしまって、こんなのはおかしいぞ、という話になり、このやり方は一旦消えたのです。

原口　まったく、危なっかしいですからね。

吉野　その後20世紀になり「鶏卵《けいらん》培養法」というワクチン製造法が考えられます。ニワトリの卵の精子と卵子がちゃんと受精している有精卵に、その心臓のところをめがけてウイルスを注入、ニワトリの卵を宿主としてウイルスを増やし、少し育ったら遠心分離して、出来た抗体を接種しようというのが、現在もワクチン製造に全世界で用いられている方法なのです。

原口　そうでしたか。ワクチンの歴史も試行錯誤していて面白いですね。しかし、まだ何かが隠されている気配がある。

吉野　その通りです。また例えば、世界の色々な感染症の歴史を見ていると、ワクチンを打つと患者が減ったというグラフが出てきます。これも大体が嘘が多く、患者数がダーッと一気に減り始めている時にワクチンを接種したら患者が減ったという、そこだけを切り取っている場合がよくあります。

原口 単なる感染減少のトレンドに乗っただけ？

吉野 はい。それで、なぜ感染症の患者数が現代の社会で減ったのかということですが、これは公衆衛生の向上の結果にほかならないケースがほとんどです。下水道を整備したり上水道を整備したりすると感染者は減るのです。

原口 なるほど。清潔が一番。

吉野 例えば炭鉱労働者などが良い例です。我々日本人社会には、奴隷がいないのでちょっと考えられませんが、白人社会には長らく奴隷制度がありました。石炭や鉄鉱石を掘ったりしている時の彼らは大変に劣悪な環境で、狭いタコ部屋のような場所に何十人とかで住んでいて、排泄物もそのまま垂れ流しという状況でした。そういう場所でウイルスは増えていったのです。

原口 パリの街だって相当汚かったと聞きます。

吉野　奴隷制度をやめたことと、上下水道の整備をしたことによって、ありとあらゆる感染者が減り始める。その減り始めたところでワクチンをやり始めて、そこのグラフだけ取り出して、やれ「効いた、効いた」と宣伝しているわけです。

原口　全く信用出来ないですね。

吉野　今回の日本もそうですけども、数字のマジックに騙《だま》されるケースはよく見られます。コロナ初期に、感染者数が減らないと騒いでいた時も、実は累積感染者数のグラフを表示していたりですね。

原口　累積でやっていたら、右肩上がりで増え続けますよ。

吉野　そんなことばかりです。

原口　数学で多次元解析とか色々やりますけど、素人相手なら簡単に嘘で騙せます。私は佐賀が地元で鍋島藩ですから、そこの10代藩主鍋島直正《なべしまなおまさ》という人が、国外から痘《とう》苗《びょう》（ワクチン）を取りよせ、直正の息子である直大《なおひろ》に接種した話は日本のワクチンの発祥の地ということで地元ではかなり有名でして、その成功によって牛痘の種痘は日本全国に普及していったという逸話がありますが、本当のところはどうだったのでしょう?

吉野 日本でも例えば、「スペインかぜ[※]」が流行った時も、「日本の兵士にワクチン打ったら、兵士がたくさん死んでおかしいとなり、ワクチンはやめることにした」……とか。そういう話がちゃんと新聞記事を調べると出てきます。

「機能獲得実験」というと難しい話だなと思うかもしれませんが、ワクチンを作るために、人間がウイルスに遺伝子操作をして、対策を練ってきた。これは周知の事実です。

原口 ワクチンの製造は、過去の歴史を見ても、数々の犠牲の上に成り立っていることがわかりますね。

では、このワクチンとは一体何なのか? 逆に言うと、ワクチン開発のために新型のウイルスを作っているのではないかということへも疑念が湧いてきます。ファイザー社の重役もボロボロ喋っていましたね。[※]「オミクロン株は自分たちが作ったものだ」と。やはりこれは人類を騙していたと言っても良いのではないでしょうか。
吉野　だからそうなんですって（笑）。ただそう言うと、私も陰謀論者と言われてしまいますが。
原口　そういえば私も先日、立憲民主党の某幹部に、街頭演説で参政党の神谷さんと私が話した内容は、党の見解と異なり不適切だとお叱りを受けましたよ（笑）。

ワクチン接種後に容態悪化した患者さんが次々と

吉野　でもね、私もクリニックの院長として本当に困っているわけです。毎日診療を

※スペインかぜ……1918年から1920年にかけ全世界的に大流行したH1N1亜型インフルエンザの通称。初期にスペインから感染拡大の情報がもたらされたため、この名で呼ばれている。
※ジョーダン・ウォーカーというファイザー社の幹部（研究開発ディレクター）による暴露話（隠し撮り映像）が世界中に出回った。公開したのはイギリスの民間ジャーナリストグループ。

やっていますと、そういうワクチン接種が原因である疑いの患者さんが次々と来院されます。この間も、《巨細胞性動脈炎《きょさいぼう》》というあまり聞いたこともないような病気の方が来ました。

原口　巨大な細胞がある動脈の炎症？

吉野　頭部の動脈が詰まって症状を起こす、珍しい病気で、指定難病に含まれています。症状で多いのは側頭部、こめかみのあたりの血管が太くなってしまって、炎症を起こしている。非常にまれな疾患ですけども、その方は2回目のワクチンを打ったら、突然そういう症状になってしまったそうです。ほかには《形質細胞型白血病》という病気の方が来ました。その人も3回打った後に、急に発症したとか。

原口　困ったものですね。

吉野　それから、もう何年も膵臓《すいぞう》がんで抗がん剤が効いている方がワクチン接種したら、突然全身にがんが転移して亡くなってしまったとか。本当にそういう方たちを大勢診ました。

こういった方たちに問診しますと「最初は、ワクチンを打たないなんて言ってる人は非国民だと思ってました」とか、「テレビや新聞であれだけ言ってるのに、打たないのは頭おかしいんじゃないかと思ってました」と言うんですね。でも自分が病気になってみたら「原因はもう絶対ワクチン以外考えられない」と思うようになったと。

原口　まさに！　そうなんですよ。打った人はわかる。

吉野「ワクチン打って突然体の具合が悪くなった」「もう絶対これだって確信している」とご本人たちがご自身で体感して言われるのです。

体がおかしくなって「ワクチン・後遺症」とかでネット検索して、僕の動画などが出てくるから、それ観てここ（クリニック）に来たんです……という人が凄くたくさん増えましたよ。

原口　僕も神谷宗幣さんから紹介されて、南出市長※のところに行ってきましたが、ワ

※南出賢一……大阪府泉大津市長。1979年生まれ。当選2回。新型コロナウイルス・ワクチンに関しては「慎重派」と言われ、接種を強要しない立場での冷静な発信が話題となっている。

クチン後遺症に悩まされてケアを受けている方がたくさんいることを伺いました。国は「超過死亡※」の激増とワクチン接種の関係も認めていないですよね。

吉野　そうです。「超過死亡」の問題はわかりやすい数字だと思い、私も一番最初の時から、厚労省の発表する死亡者の数字を元にエクセルで表を作っていたわけです。

原口　数字を見れば明らかですからね。

吉野　それで、2005年以来増え続けていた超過死亡者数が、コロナが流行った初年度(2020年)には、久しぶりに減少しました。コロナが流行したにもかかわらず。

原口　逆にね。

吉野　ところが、ワクチン接種をやりだした2021年は、最大約5万人に超過死亡が増え、2022年は11万3千人の超過死亡者数※ですよ。これらを足し算すると、広島の原爆での死者数(約14万人)よりも多いという見方も出来ます。

原口　極めて問題ですが、国は認めない。しかもこれは、ワクチン以外の因果関係が何か考えられるのでしょうか。ワクチン打ってから歩けなくなったとか、血管の障害が出たとか、命に別条はないまでも不調を訴えている方も大勢います。一時は、国への「ワクチン被害救済申請※」の件数が9千件になろうかとしており（2023年11月

※超過死亡……国内の死者数が例年の水準をどれだけ上回ったかを示す数。例えば、厚生労働省は「令和4年（2022年）1月から10月までの超過死亡は、過去（2017〜2021年）の同期間と比べて最も大きい規模となっている」とWEBサイトで発表しているが、ワクチン接種との因果関係は認めていない。

参照：「Q 新型コロナワクチンの接種が原因で多くの方が亡くなっているというのは本当ですか。」（厚生労働省）https://www.cov19-vaccine.mhlw.go.jp/qa/0081.html

※超過死亡者数11万3千人……国立感染症研究所が2023年4月5日に公表。超過死亡者数とは「死者数が例年の水準をどれだけ上回ったか」を示す数字。（参照：共同通信「22年の超過死亡、11万3千人　前年から倍増、コロナ影響か」2023年4月5日）

なお、2022年の国内の死亡者数は158万2033人、前年より12万9744人増加した。（参照：厚生労働省が2023年2月に公表した人口動態統計（速報））

ちなみに、新型コロナの死亡者数は、2020年が約3400人、2021年が約1万4900人、2022年が約3万8600人と発表されている。「年ごとの日本の死亡者数」（厚生労働省・人口動態統計より作成）

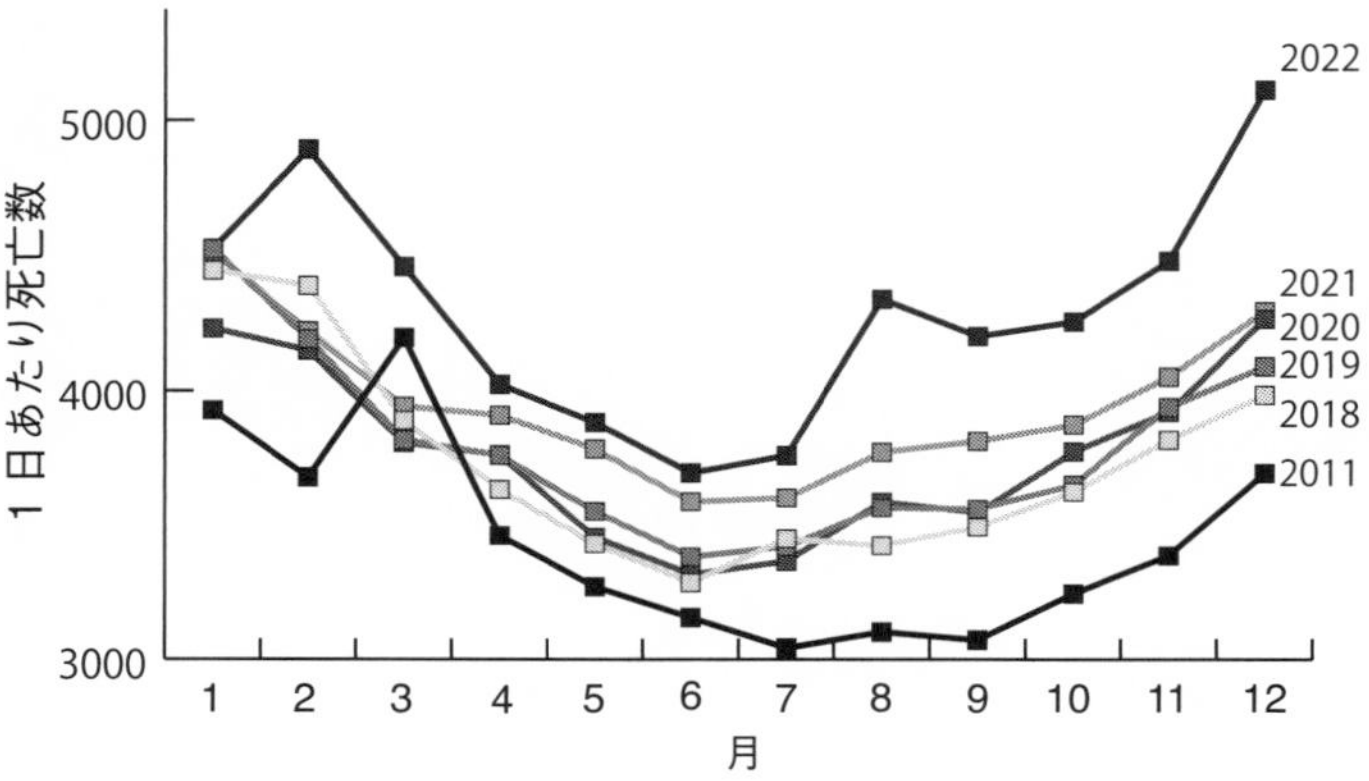

日本の死亡者数推移 年次別／月次別／１日あたり別
（厚生労働省・人口動態統計より作成）

時点）、審査待ちの方も何千人といて、諦めてしまった方も多いのではないでしょうか。

井上正康※先生とも対談しましたが、コロナ以降、３種類のがんが増えたとおっしゃっていましてね、一つは私と同じ悪性リンパ腫のような《血液のがん》。もう一つは子宮がん、乳がん、卵巣がんといった《女性特有のがん》、それからいわゆる《ターボ癌》と言われているもので、これまで見たことのないような進行の早いがんで命を落としている人が増えているのではないかと。

吉野　例えば医療の現場で、抗がん剤を使ったら急に体調が悪くなったという場合に、「それは抗がん剤との因果関係が認められないからそのまま続けなさい」なんて誰も言わないですよ。そういう時は普通、疑わしきは罰するほうに行くのです。医療というのは本来そういうものです。抗生物質レベルの話でも、2日目になったらアレルギー症状が出るとかよくあります。そういう時は、様子を見て「これはアレルギーだからやめましょうね」と言うのに、〝ワクチンとは因果関係がない〟ということをはっきり言い始めたのは今回が初めてです。

原口　「ミニマックス」という理論がありますが、「考えうる最悪のケース（最大損失）の中から最も損失が少ないものを選ぶ」戦略です。「考えうる最悪のケースを想

※ワクチン被害救済申請……副反応による健康被害が起きた場合、予防接種法に基づく救済・補償が受けられる。厚生労働大臣の認定が必要。

※井上正康……１９４５年生まれ。大阪市立大学医学部名誉教授。健康科学研究所・現代適塾 塾長。超党派ＷＣＨ議員連盟（仮称）アドバイザー。ワクチンハラスメント救済センター代表理事。

定する」安全保障と真逆の考えです。だから失敗するわけですよ。それが今回の【ワクチン禍】なのです。【コロナ禍】ではないのです。

コロナウイルスは人工ウイルスだった

原口　他の国は２０２２年の夏頃からワクチン接種をやめているわけです。６回も７回も打っている国って日本だけ。国会で岸田首相とのやり取りがあった時（２０２３年６月12日）にも、超過死亡の件や、副反応で苦しんでいる方も含めて「こんな国ないですよ！」「辛い思いをされている人が大勢いるんですよ」としつこく言いました。

吉野　これはもう、本当に大問題です。

原口　そもそも新型コロナって人工物でしょう？

吉野　ええ。今回の新型コロナウイルスだけではありません。過去にあった鳥インフルエンザも、豚インフルエンザも、実は人工ウイルスなのです。今まではそういう

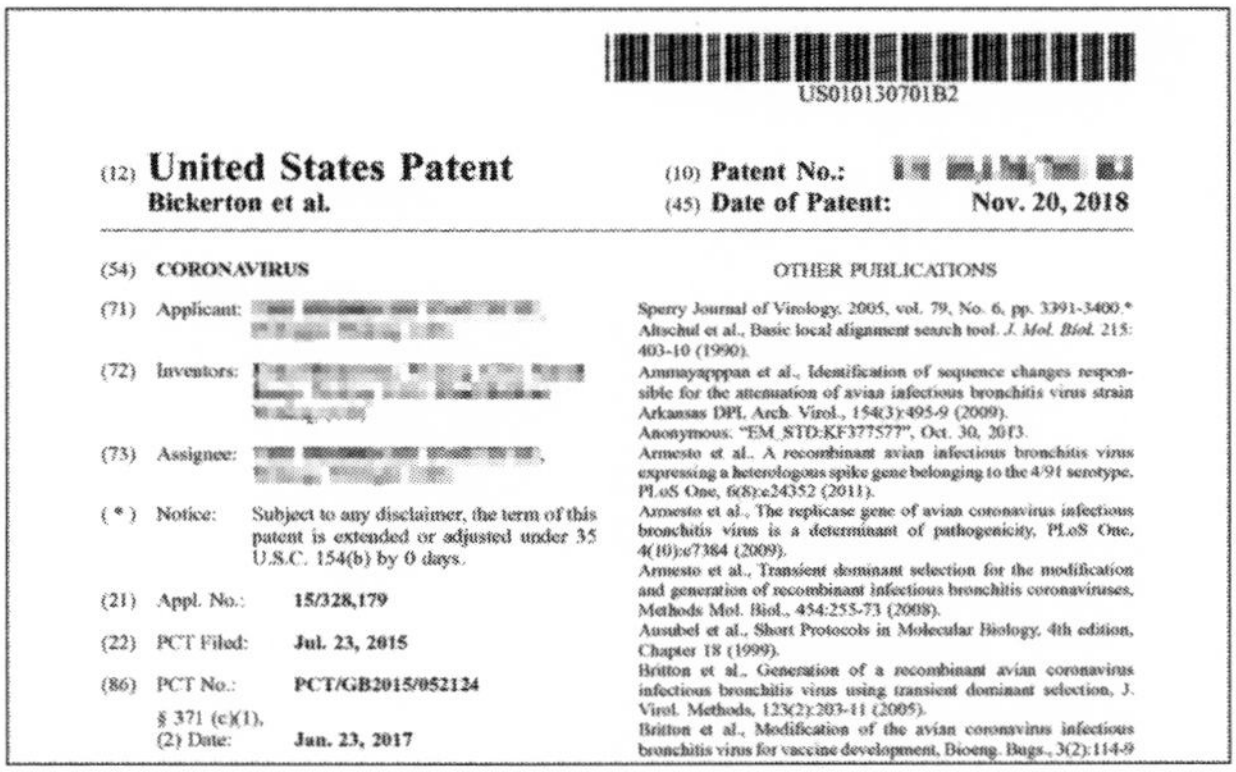

US010130701B2

(12) **United States Patent**
Bickerton et al.

(10) **Patent No.:** [illegible]
(45) **Date of Patent:** **Nov. 20, 2018**

(54) **CORONAVIRUS**

(71) Applicant: [illegible]

(72) Inventors: [illegible]

(73) Assignee: [illegible]

(*) Notice: Subject to any disclaimer, the term of this patent is extended or adjusted under 35 U.S.C. 154(b) by 0 days.

(21) Appl. No.: **15/328,179**

(22) PCT Filed: **Jul. 23, 2015**

(86) PCT No.: **PCT/GB2015/052124**
§ 371 (c)(1),
(2) Date: **Jan. 23, 2017**

OTHER PUBLICATIONS

Sperry Journal of Virology, 2005, vol. 79, No. 6, pp. 3391-3400.*
Altschul et al., Basic local alignment search tool. *J. Mol. Biol.* 215: 403-10 (1990).
Ammayappan et al., Identification of sequence changes responsible for the attenuation of avian infectious bronchitis virus strain Arkansas DPI, Arch. Virol., 154(3):495-9 (2009).
Anonymous: "EM_STD:KF377577", Oct. 30, 2013.
Armesto et al., A recombinant avian infectious bronchitis virus expressing a heterologous spike gene belonging to the 4/91 serotype, PLoS One, 6(8):e24352 (2011).
Armesto et al., The replicase gene of avian coronavirus infectious bronchitis virus is a determinant of pathogenicity, PLoS One, 4(10):e7384 (2009).
Armesto et al., Transient dominant selection for the modification and generation of recombinant infectious bronchitis coronaviruses, Methods Mol. Biol., 454:255-73 (2008).
Ausubel et al., Short Protocols in Molecular Biology, 4th edition, Chapter 18 (1999).
Britton et al., Generation of a recombinant avian coronavirus infectious bronchitis virus using transient dominant selection, J. Virol. Methods, 123(2):203-11 (2005).
Britton et al., Modification of the avian coronavirus infectious bronchitis virus for vaccine development, Bioeng. Bugs., 3(2):114-9

新型コロナウイルスの特許に関する資料（2018年11月20日付 米国特許商標庁より）

〝疑惑〟がある、ということでしたが、証拠も揃ってきました。

色々と調べてみると、ウイルスの全てに特許番号があり、ちゃんとRNAの配列まで全部登録されているのです。エボラ出血熱も、エイズもそうでした……。

原口　衝撃的な話ですね。

吉野　この話はあまりにもセンセーショナルなので、少しずつ、皆さんと理解の歩調を合わせながら情報を出していかないと、ますます陰謀論者扱いを受けてしまうでしょう。ですから、丁寧な流し方がとても大事だと思ってはいますが、答えから言うと、エビデンスはあります。

いつ、どこで、誰がつくったのか？　今回の新型コロナで言えば、特許が取られたのは２０１８年です（図参照）。その翌年の年末に世の中に出たわけですから、ぴったり符合します。

原口　実は、超党派ＷＣＨ議連（仮称　※以下省略）の第１回総会（２０２３年11月15日開催。詳細は第2章にて）で、吉野先生から「その発表をしていいか」と言われたのですが、「みんなが腰抜かして会議にならないだろうから、今回はやめときましょう」となりました。

吉野　はい。まずやはり、議連の立ち上げが大事ですから。でもどこかでそういう話も出していければと思っています。

原口　作られたパンデミックだとしたら、作った人たちはまさに殺人マシーンを作っていたに等しいのではないでしょうか？

吉野　〝プランデミック〟（計画されたパンデミック）ともよく言われますけど、本当にプランデミックだったということを、今後とも証明していきたいと思います。

原口　そしてそのプランデミックの裏側で、彼らの都合の良いように、情報が統制、操作されてしまっていた。我々はこういうものと戦っていかなければいけませんね。

吉野　はい、共に戦っていきましょう。

真実が明らかになるには時間も必要

原口　吉野先生はやっぱり凄い。戦っていますよ。もっと真実が明らかになれば、我々を叩いていた人たちは黙りこくると思います。

吉野　そう思います。だって最初の頃は42万人が死ぬと言われたり、※ 色んなことを言

※西浦モデル……2020年4月15日、西浦博・北海道大教授の試算では「人と人との接触を8割減らさないと、日本で約42万人が新型コロナで死亡する（85万人が重篤）」と発表した。なお、新型コロナウイルスの国内死亡者数は累計約7万5千人（2023年5月集計）。

う人たちがいたじゃないですか。

原口　いたずらに恐怖を煽《あお》って……。

吉野　新宿のホストクラブからクラスターが大爆発して、新宿が世界のエピセンター（感染の震源地）になる、ひと月も経てば目を覆うような事態になると、２０２０年7月16日に東京大学先端科学技術研究センター名誉教授の児玉龍彦氏は発言しましたが、新宿のホストクラブのウイルスは大したことがなかった。

原口　全く差別ですよ。

吉野　ただね、私もですけど3年以上言い続けていれば、必ず世間は振り向いてくれるとずっと思ってきました。先ほども言いましたが、薬害の歴史って全部3年です。水俣病から始まって、スモンとか薬害エイズもそうです。

原口　２０２３年1月でちょうど3年ですね。

吉野　はい。日本では２０２０年の1月16日に第1号患者が出ていますから、２０２３年の1月16日が丸3年なのです。今、我々が話している時点で、３年半以上が経っていますが、ちゃんとした思考をお持ちの人たちの間では「やっぱりこれ、おかしかったんだよね」と気がつき始めています。3年かかるのはある程度仕方がないですけど、これ以上また同じことが起こらないようにしなくてはなりません。

原口　そうですよ。今また、子どもや赤ちゃんにまでワクチンを打たせようとしているでしょう。本当に止めなきゃいけない。

国会議員は実は裏事情をよく知っているから、ワクチン打ってないのだろうともよく言われます。でも、同じ国会議員に「何回打ったの?」と聞くと、「6回」とかいう議員も普通にいるんです。「具合悪いとこない?」と聞くと、「悪い。急に糖尿病みたいになって、なんかおかしいんだ」とそんな人ばかりです。都市伝説で、「国会議員のやつらはズルいから、自分らだけ打っていないんだろう?」と言われますが、実際は結構の数の議員が接種しています。政治家の中には思い込んだことを変えないと

※情弱……情報弱者の略。情報を得る通信機器を使いこなせず必要な情報を得られない人。テレビ・新聞などのマスメディアだけで情報を得ている人のことなどを言う。

いう「情弱《じょうじゃく》」※がいます。その人たちは、頑迷という意味であきれるほど情弱です。

吉野　ネットにも疎い人が多いですよね。

原口　〝まるドメ〟と〝まるガイ〟って政治家の間でもよく言われていますけど〝まるドメ〟というのは〝まるでドメスティック〟、つまり「国内のことしか見てない」という意味です。私がワクチンのことを言うと、「でも原口君、テレビも新聞もネットも誰もそんなこと言ってないけど」と返されるので「あのね、僕ら《消えた年金》※やりましたよね」と答えます。「《消えた年金》の時、テレビとか新聞とかで正しいこと言っていましたか」と。「私や長妻さんなどを嘘つきと言っていませんでしたかとね。「年金問題で風評被害を流すとんでもない毒虫みたいに言われていたでしょう。あれと同じですよ！」と、いつも言っています。それでもね、「ワクチン効いてないんじゃないかな……もっといっぱい打たなきゃいけないのかな？」などと彼らは心配しています。あきれますよね。

吉野　一つの病気で6回も7回もワクチン接種する病気などは他にありません。インフルエンザでさえ、1年に1度です。それを何回も繰り返し打つなんて、冷静に考えたらそれだけでおかしい。

原口　「6回も打つなんておかしいでしょう?」と厚労省にも言いました。そうしたら「2回打った場合の安全なデータがあるから、6回でも同じです」と答えてるんです。全然根拠にならない。

さらに製薬会社と国の契約書の問題もあります。国会での質問の前にレクチャーをやりますが、そこで「あなた方は、契約書見たの?」と役人に聞くと誰も見ていない。さすがに総理は見ているだろうとは思いますが、見ていたとしても内容をわかっているかどうかはわからない。

吉野　わかっていない可能性大ですね。

原口　根本からわかっていないのではないかなと思っています。

※消えた年金……年金記録に誤りや不備が多いこと等を明らかにした問題。2007年に発覚し、2009年に民主党へ政権交代した一因になったとも言われる。

吉野　先生が質問しているのを私も見ましたけど、ちゃんと答えていませんでしたね。

原口　答えてないですよ！　たった5分、３つの質問をするだけのために、30時間ぐらい事前にやり取りをしています。だけど、答えていない。答えられないのです。

レクチャーの際、「6回打っている国はありますか？　去年の夏からもう他国はワクチンをやっていませんよね」と質問すると、「いや知りません」と答えます。誰だってインターネットを見れば1分でわかる話を、知らないと言うわけだから恐れ入りますよ。

吉野　マスクの時もそうでした。イギリスのエリザベス女王がお亡くなりになった時（2022年9月）、葬儀の際には、世界各国の国王、大統領、首相、各大臣らが密着して参列していて誰一人、天皇皇后両陛下ですらマスクをしていなかったのに、日本に帰ると両陛下はマスクを着けていました。サッカーW杯の際（2022年11月〜12月）では、日本のサポーターも日本国内ではマスクを着用していたのに、海外では何事もなかったかのようにノーマスクでした。

原口　「アジア・太平洋議員フォーラム」（２０２２年10月）という会合がタイのバンコクであったのですが、マスクをしているのは中国と日本だけでした。しかしこの、コロナワクチン後遺症問題は深刻ですよね。先生がおっしゃるように、3年経ったからこれから訴訟も起こるだろうし、我々も「コロナ後遺症対策」に関する法案※を作りましたよ。

吉野　法案、しっかり形になると良いですね。良い法案になることを期待しています。

パンデミックという名の戦争が今後起こる

原口　それから、ＷＨＯの「パンデミック条約※」のことを読者の皆さんはご存知でしょうか。

※「コロナ後遺症対策推進法案」及び「コロナワクチン健康被害救済法案」……立憲民主党が２０２３年６月14日に国会に法案を提出した。

吉野　はい。今、とんでもない改訂が行われようとしていますね。ＷＨＯに参加している国は、ひとたびパンデミック宣言が出されれば、国家ではなく、ＷＨＯの指示に従わなければならなくなるという。

原口　恐ろしいほどの強制力を持つことになると言われます。各国の憲法、法律を超えて、基本的人権も守られなくなってしまうのではないかと。グローバリストのわけのわからない連中にＷＨＯが乗っ取られると、そうなります。（本件は、第2章でも詳しく触れます）

吉野　今回のパンデミックでは、戦争のあり方が大きく変わったと解釈してもいいかもしれません。昔は、核兵器の力だとか、ワルシャワ条約機構やＮＡＴＯだとかが、人々や国家を囲い込んで安全を保障していたのですが、これからの世界はその安全の大義名分が〝健康を守るため〟ということが有効になった。〝健康を守る〟という大義の元で、侵略戦争を引き起こす可能性がある。

原口　全くおっしゃる通り。つまり核兵器も他の兵器も原理は同じで、実際の破壊活動よりも操作したいのは〝人々の恐怖〟じゃないですか。恐怖を煽ることで人々の心を支配しようとするわけですけど、今後は〝パンデミックという恐怖〟が幅を利かせることになる。

人間はやはり、恐怖に凄く弱い。恐怖は、それが見えなければ見えないほど、得体が知れなければ知れないほど、強く感じる、それが恐怖です。このウイルスというのはそういったステルス（隠密）性を持っています。感染しても症状が出ない、あるいはいつ感染するかわからない、いつまで続くかもわからない。とにかく徹底したステルス性があります。

※ＷＨＯ「パンデミック条約」……２０２４年5月の世界保健総会（ＷＨＡ）を目標に改訂が進められている、ＷＨＯが〝将来の感染症のパンデミック（世界的大流行）対応を定めるため〟に策定しようとしている条約。現時点の議論で、各国の法を超え一方的・強制的な措置を取る可能性があるため、世界中で危機感を表明する運動が起こっている。

※原口一博氏は、第12〜13代総務大臣を務めた（２００９年9月〜２０１０年9月／鳩山内閣・菅内閣）

私は情報通信を扱う総務大臣※でしたから、コンピューターウイルスを扱っていましたけど、一番厄介なのはしばらく潜って、隠れているウイルスなんです。しばらく時間が経ってから起き出して悪さをするケースがある。今回のワクチンもそれにそっくりです。ＷＨＯで囲い込んで、自分たちの支配の道具とするのならば、それはまさに「心を恐怖で支配する侵略戦争」です。

吉野　国家を超えてその戦いが始まろうとしています。そして、全てを同じシステムでやろうとすることが善だという空気を、非常に作っている気がしてなりません。

原口　ただ、聖書にも書いてありますよね。バベルの塔を作ったらどうなるか。神の怒りに触れるわけです。一度に同じシステムでやれば、何が起きるか？　そういった全体主義的なやり方には最も脆弱なのです。

吉野　グローバリズムは全体主義と言えますね。

原口　そこで思い出したことがあります。大学生の頃、生物の権威の先生に「人間ってなぜタンパク質で出来ているんですか？」と質問したところ「君はね、いつも僕が困るような質問をするね。2か月待ってくれない？」と言われました。2か月経って先生はおっしゃいました。偉い先生でした。「一博君ね、それはね、タンパク質というのは一番多様だから、高度なものを作るためには、多様なものが必要なんだというのが、僕の答えだけど、それでいいかね」

学生だった私は、妙に納得しました。つまり多様性というのは、あらゆる可能性を伸ばすのです。強靭性の元なんだということを、皆さんにわかっていただきたいなと思います。

第2章

超党派ＷＣＨ議連が発足！

WCHはWHOに代わるネットワーク

吉野　【超党派WCH議員連盟※（仮称　※以下省略）】が発足、2023年11月15日に設立総会が開催されましたね。原口先生が中心となりお立ち上げになりました。

原口　吉野先生にはアドバイザーとしてご参画いただいており、ありがとうございます。

吉野　WCHそのものと、超党派の議連を作った理由を教えてください。

原口　それはひとえに、WHOでアドバイザーだったテス・ローリー博士がきっかけです。

前の章でもお話ししましたが、自分のがん細胞を調べていく中で、ユーチューブで井上正康先生と対談したところ、いきなりBAN（削除）されました。そのあと、RFKジュニアさんがワクチン（例の新型コロナワクチンではなく、それ以前のワクチン）の問題を告発していて、それに感心して発信したら、それもBANされました。

私、総務大臣だった時にグーグル（ユーチューブ）本社にも行ったことがあるのですが、「あの時、自由だ、オープンソースだ、自由こそが強いのだと私に言っていたのは、嘘だったのか?」と、各国の友人たちに向けて、英語でX（エックス）に投稿したのですよ。そうしたら、私の投稿は何百万回とリポストされて……その中の一人が、テス・ローリー博士だったのです。

ローリー博士は神谷さんからもご紹介いただき、私のがんのアドバイスもいただきました。各国のお医者さんが、それこそ吉野先生が私を助けたいとアクセスしてくださったように、アクセスしてきてくれた人の一人がローリー博士でした。博士からは

※WCH（ワールド・カウンシル・フォー・ヘルス）……WHOに代わる命を守るネットワーク。2021年9月にイギリスで、アメリカ、カナダ、イギリス、南アフリカ、ドイツから集まった医師、科学者、法律家、人権擁護運動家たちによって設立（創設者：テス・ローリー博士）。現在、世界45か国以上、200以上の団体が賛同する、健康をめぐるより良い方法を目指した、各分野におけるトップレベルの専門家と草の根活動が繋がる、世界的な連合体。科学的根拠に基づいた健康対策を提案しており、イベルメクチンの有効性を訴え、新型コロナワクチン接種キャンペーンの中止を求めている。日本の「超党派WCH議員連盟」の共同代表は平沢勝栄、原口一博。幹事長：松木謙公。事務総長：神谷宗幣。

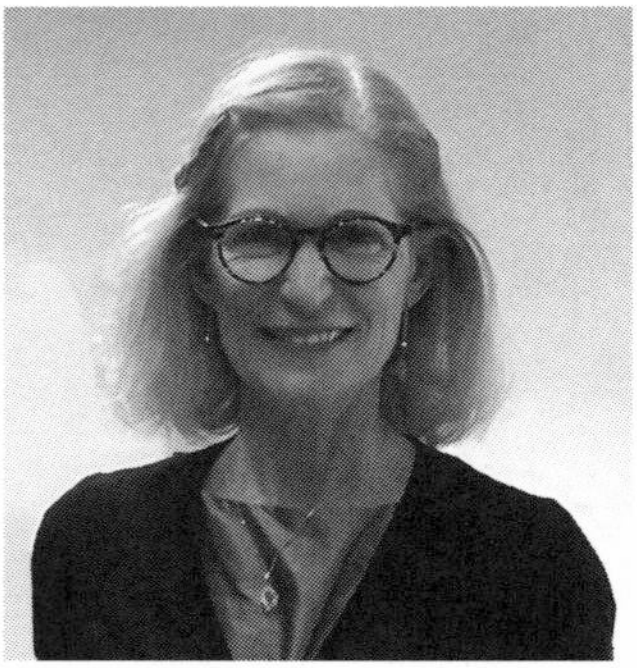

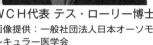

WCH代表 テス・ローリー博士
画像提供：一般社団法人日本オーソモレキュラー医学会

柳澤厚生《あつお》先生（WCH-Japan代表。一般社団法人日本オーソモレキュラー医学会代表理事）も紹介していただきました。

博士は、「コロナワクチンが酷いことになってる。WHOは世界保健機関という名前だけど、保健どころか利権の巣になっている」ということがわかり、WCHという団体を世界45か国でネットワークを組み、立ち上げたのです。

しかし、WHOが進めようとしている「パンデミック条約」のことや、実際のコロナワクチンの被害状況というのは、まだまだ知らない人が多いのが実情です。他の国は「パンデミック条約」を議会で議論し始めています。自分たちの命や健康に関することを、WHOという利権団体に勝手に決めさせてなるものか、ということを世界各地の同志が反対を表明しているのです。

日本のメディアはいわゆるディープステートに支配されているのでしょうか？まったくそういった報道も無いわけです。「これはいかん！　日本にもその土台を作らなくては」と思い、議員連盟を急ぎ立ち上げました。全党各議員のもとに歩いて行き「それ、なんですか？」というところからスタートしたわけです。

第1回の設立総会には大勢の方が来てくれまして、おかげさまでＳＮＳ等のネットメディアでは、多くの情報拡散もされ、参加を表明した議員たちは党派関係なく、これからも応援したいと言うんです。それまでは、「ＷＣＨって何？」「パンデミック条約って何？」と言っていた人が、「私も入れてください、私も応援したいです」と、もの凄い勢いで広がりを見せている……という状況なのです。

吉野　総会には、国会議員の先生たちは何人ぐらい来ましたか？

原口　大体、地方議員有志や秘書、代理出席を入れて、70人ぐらいですね。

吉野　凄いですね。

原口　もちろん、あの時は国会会期中で、委員会とか部会とかもありましたから。

吉野　来たいけど来れなかった人も大勢……。

原口　いましたし、地方議員の方からも来たいと言っていただいたのですが、あの部屋が66人しか入らない場所でしたから、実際立ち見の方もいたんですよ。あの時の吉野先生のご発言も素晴らしかったです。

吉野　厚労省の役人の方へ向けて、ステークホルダー（利害関係者）の話をしました。医師は、学会で発表をしたり論文を発表する際は、あらゆる企業や団体と利害関係がないことを明記する義務があります。総会の時にも言わせていただきましたが、ワクチンの被害者だとか、遺族の会だとか、そういう方もいて、一方に製薬会社もいると言うのでしたら、ステークホルダーと言えますが、ＷＨＯも厚労省も違うじゃないですか。

原口　まったく違いますね。ワクチン推進者しかいない。加害者しかいない。〝利益〟関係者しかいない。

吉野　ＷＨＯは製薬会社が〝あくまでオブザーバーであって、利益をもらっていない〟と言い逃れをするとは思いますが、はっきり言って利益団体です。

原口　そう。あの時先生は「医師は利益相反がないということを宣言しないと、論文も通らないのに、ＷＨＯは、厚労省はどうなんですか！」と強くおっしゃった。

吉野　本当にそうなのです。数年前までは、利益相反はありませんというのを口頭で言うぐらいで良かったのですが、２０１０年ぐらいから突然厳しくなり、誓約書を書かせられるようになりました。何かあった時は学会から追放しますよというスタンスで、発表するスライドの１枚目に宣言を出さなくてはいけないのです。

原口　それなのにＷＨＯは関連団体との利益関係がバリバリあるという。

吉野　厚労省は、利害関係が無いようにしなさいと言って、学会等ではそういう対応に変わったのに、内向きに言っていることと、外向きでやっていることが全く違うわけですよ。もう全然違う。

原口　先生のご発言でみんな覚醒しましたよ。厚労省はＷＨＯには何でそんなに甘々の対応なのかと。

吉野　そうすると、「WHOは悪いことをしていない、利益団体ではないからいいんです」……そういうストーリーを言ってくるでしょう。でもそこのところは、隙がありましたし、突っ込めると思ったのです。

原口　いや、スカッとしましたよ。会場にいた厚労省、外務省の人たちも、吉野先生に一目置かざるを得なかったでしょう。日本のために早く議員になってください（笑）。

吉野　でもあの時、ステークホルダーの話は結局、答えてもらえませんでした。

原口　答えなかった。利害関係者はWHOに参加するNGOなどの団体が担っているとか言って。

吉野　挙句の果てに、その登録団体については、WHOのホームページをご自分で見てくださいと。

原口　あれね、正直キレそうになりました。隣の松木謙公さん（WCH議連幹事長）が私の膝を片手で押さえて、キレるなと。お前は代表なんだからキレるなと必死に

（笑）。

吉野　でも素晴らしい会が発足したと思います。なんだかオセロで言ったら、４つの角を取ったような気がして。

原口　そうそう。後はもう、黒を白にひっくり返すだけですから。というかもう、ひっくり返ってる（笑）。

ワールドカウンシルフォーヘルスジャパン
（WCHJ）　https://wch-japan.org/

ＷＣＨ議連のビジョン

吉野　ＷＣＨ議連の今後は、どのような活動をしていこうとお考えでしょうか。

原口　まず一つの山場として「パンデミック条約」の成立があります。これは、２０２４年の５月が期限ですから、それまで月に１回、皆で集まって、どんどん広げて深めて行こうと思っています。よく、〝反ワク〟の団体でしょ？　とレッテルを貼る人もいるのですが、それだけではありません。【健康をめぐるより良い方法（ベター・ウェイ）】を目指しているのです。

「パンデミック条約」は国会で議論するべき議案です。ですので早速、質問主意書を出しました。質問主意書を出すということはどういうことかと言うと、全ての閣僚、つまり総理大臣を含めた全閣僚の目に留まるということです。閣僚懇談会で、この質問主意書にイエスと答えるか、何と答えるか……を稟議《りんぎ》するのです。まずこれが1点目。

それから2点目は、先生方のような有識者やアドバイザーをもっと増やして、さっきおっしゃったような思考のオセロをひっくり返す。

それから3点目は、国際的な繋がりを強化すること。今は45か国200以上の組織と協力していますが、さらに広げていき、最終的には5月のWHOの試みを打破する。

実は「パンデミック条約」自体は、過去2回潰れてるので、3回目も潰して、もう二度と起き上がれないようにするのと同時に、「日本はＷＨＯにお金を拠出するのをやめよう」「テドロス氏を解任しよう」といった運動をやろうと思ってます。

吉野　なるほど。日本が明治から大正時代までに、不平等条約を一つ一つ解決したのと同じ歴史を、１００年ぶりにやるわけですね。

原口　そう、やるんです。やらなければいけない。ＷＨＯだけじゃなくて、他にも不平等条約っていくらもあるのです。

例えば財政で言うと、《財政法の４条》があります。もちろん戦後のアメリカＧＨＱの指導のもとに出来たものです。この４条とは何かというと「赤字国債を出してはいけません」という内容です。赤字国債を出して戦費をまかなうことを恐れたのかもしれません。しかし今は、他国もガンガン出してるわけです、なんで日本だけそんな古い法に縛られ、国力を上げられないのか。

国力が弱ると、通貨が持たないのですよ。よく借金があるから通貨が減り、円安になるとも言われますが、違うのです。国力が弱るから通貨が減るのです。今は、これ以上やったらもう元に戻らない、ポイント・オブ・リターンの時期なので、こういった４条なども変えるチャンスです。

吉野　日本を変えるチャンスが来た。

原口　今回のＷＣＨの活動を機に、他の分野でも変えていかなければなりません。我々は奴隷化していて、ディープステートの真下にいて苦しんでいる、搾取されているということに、多くの方々が気づき始めました。四角を取って一気にひっくり返す、そういうチャンスを実現したいです。

吉野　素晴らしい。先生は代表、私もアドバイザーという立場で頑張りますので、是非皆さん、ＷＣＨの今後の活動にご注目をよろしくお願いします。

第3章

がんの原因がわかった！

～悪性リンパ腫になって原口一博が気づいたこと～

吉野　先生も「悪性リンパ腫」というがんの病気になられて、がんにまつわることを徹底的にお調べになり、問題意識もかなり高まったようですね。

原口　日本のがん治療というのは、世界のがん治療と比べると、やはり治療の選択肢の幅が凄く狭いように感じました。お金もかかるし、治療に関する情報も実に限られているのが現状です。特にこれは国会でもお話しさせていただきましたが、がん患者への冷たい視線、差別などもありますね。僕は国会議員という立場ですし、皆さんからも温かいご支援を受け、吉野先生をはじめ、良い先生にも巡り合い、本当にベストとも言える治療のおかげで、寛解することが出来ました。皆さんに生かされているのだとつくづく感じています。

しかし多くのがんに罹患された方の中には、周りの人々に公表していない、出来ないという方もいらっしゃいまして、職場への復帰などに悩まれる方も多いと聞いています。

吉野　家族や会社の協力が得られない中、治療する方もいらっしゃいますね。

原口　本当にそんな患者の皆さんが気の毒で仕方ないと言いますか、国会議員という立場からしたら申し訳ない状況にあります。

吉野　先生も抗がん剤の影響で髪の毛がなくなっている間も、議会でのお仕事をされていました。本当に立派だったと思います。

原口　最初は病気のことを公表していなかったので、ウィッグを被《かぶ》って質問していましたけど、ちょっと勢い余って身振り手振りが大きくなったらウィッグがズレてしまって、ネット上では結構騒がれました（笑）。

私がかかった「悪性リンパ腫」という病気は、やはり新型コロナのワクチンを打ったことが引き金になったと自分では強く疑っており、自分のがん細胞を調べてもらっています。しかしながら、そのがんとなる体を作ったのも長年の生活習慣だろうと思っていますので、「がんの原因」みたいなお話から始めさせていただけますでしょうか。

がんの原因は「食」にある

吉野　日本で、がんの原因を調べると、酒、タバコというのがまず出て来ますよね。それから厚生労働省のホームページを見ると、運動不足、野菜不足、果物不足、なども出てきます。あとは感染系の、パピローマウイルス、ピロリ菌ということになっています。

一方で、ＷＨＯが示すがんの原因というものもあります。ＷＨＯはちょっと信用出来ないよ、という人もいるかもしれませんが……でもそのＷＨＯですら、がんの原因の30％は食事や食事方法と書いてありまして、タバコは十数％、アルコールに至っては2％以下です。

原口　先生それ、ご自身がお酒好きだから言ってるんじゃないですか（笑）。

吉野　違いますよ！（笑）。私はお酒も飲みますけどそんな深酒はしませんので。ただ私が言いたいのは、今の日本人には【がんは食事が原因】という概念がほぼ無いことです。

原口　そうなんですよね。

吉野　それはお医者さんも同様で、「がんに食は関係ないよ」と断言する先生も大勢います。

原口　吉野先生に会うまで、私は言うなれば〝放し飼い〟だったのです。先生に最初にお会いした日、シュークリームを50個頂戴してしまって、もし先生に会わなければその内の10個は食べていたところでした（笑）。

吉野　がんって実は、どんな食べ物の影響で、どんなふうになるのかというリサーチが結構あります。一番古いデータは中国です。毛沢東の時代となり中華人民共和国が誕生してから、幹部たちの生活が凄く豊かになりました。豊かになったというのは中国という国が豊かになったのではなくて、共産党の幹部の暮らしが豊かになったということです。

原口　人民は貧しいままま。

吉野　それで対象になったのが、がんですとか、心臓病、脳疾患ですね。脳梗塞や脳出血という病気が急に増えてきて「これは一体なぜだ」ということで、１９６０年代から70年代初頭にかけて、かなり調査をしました。遺伝的素因を排除するために、漢民族だけで調べたようです。

原口　面白いですね。

吉野　調べてみると、例えばこの地域はコウモリを多く食べているとか、この地域は牛を食べているとか、この地域は魚しか食べていないとか……。

原口　同じ民族でも住んでいる地域で食べ物が全然違うわけだ。

吉野　すると、食べ物によって現れる病気が、全く違うということがわかったのです。

このデータを目にした、アメリカのフォード大統領が、「がん、心臓病、糖尿病がこの１００年間かけてアメリカで増え続けているのはおかしい」と言い、マクガバンという議員に調査を命じたら、《がんは食源病だった》ということがわかったのです。※

それからアメリカは合衆国政府と州政府に分担して、様々な食に関する通達を出し、約20年かけて、１９９０年代になった頃からようやく、がんが減り始めてきたわけです。

原口　要するに体に入れるものを変えていったら、がんが減ったと。

吉野　そうです。だって我々は空気を吸って、水を飲んで、太陽の光を浴びて、食事を摂るということで生きていますから。日本人は空気と水に関しては、おそらく世界で一番恵まれていると思います。水道水をそのまま飲める国は世界で6か国しかありません。飲み水が普通に水道の蛇口をひねったらタダ同然で出てくる、こんな恵まれた国は他にないのです。

原口　井戸を掘っても、そのまま飲んだらおなかを壊したりしますね。

吉野　そういう意味で言うと、可能性として残されているのは、食べ物になるわけで

※マクガバンレポート……ジェラルド・フォード大統領の命により、民主党のジョージ・マクガバンが、食とがんや心臓病、脳卒中などの病気の関連を調べたレポート。『米国の食事目標／Dietary Goals for the United States』（１９７７年2月）

す。特に発がんで問題視されるのが、食品添加物や農薬です。最近は注意してこだわっている方も多いと思います。ところが、無農薬で遺伝子組み換えでなかったとしても、例えば北海道産の良質な小麦であっても、グルテンが入っているために、大腸がんのリスクが上がるということもわかっています。となると、そのマクガバンレポートで述べられたように、「何々を食べていると、こういうがんになりやすい」といった傾向も確かにあるんですよ。

悪性リンパ腫の要因

原口　悪性リンパ腫の要因というと?

吉野　悪性リンパ腫の、特に頭頚部《とうけいぶ》のリンパ腫で多いのは、甘いお菓子、ケーキです。

原口　ケーキ、大好き。

吉野　特に生クリームが入っているような。それからクッキーなどの洋菓子。

原口　もう、クッキー大好き。

吉野　あと、果物類ですよね。それからあとは植物性の油、小麦の摂り過ぎということで。

原口　揚げ物、ラーメン、大好き（笑）。

吉野　その悪性リンパ腫というのは、上咽頭《じょういんとう》や扁桃腺に出来るんです。

原口　喉の周辺が、がんになるんですね。

吉野　共通するのは、そういう「腺」です。腺という場所に出来るがんの原因が、今言ったような食べ物なんです。

原口　腺って、月に泉と書きますね。

吉野　月の偏は「肉月《にくづき》」とも言いますね。「肌」「肺」「肝」「胸」などもありますが、「腺」は体から泉のように汁が湧き出てくるところ、という意味があると思います。植物性の油の量が多くなると、「腺」のがんの発症率が上がってきます。「前立腺がん」などもそうですし、「乳腺」がある「乳がん」もそうですし、「唾液腺」とかそういうのもそうですよね。鼻にも腺があるから鼻水を作ったりしているわけです。ですので、鼻、上咽頭、扁桃腺といったところに悪性リンパ腫はわりと出来やすい。

原口 なるほど。わかりやすいです。

吉野 また、こういう食べ物をわりと自由に食べることが出来る立場の人、出来やすい人間像みたいなのもあります。つまり、家族や他人から注意されない人。

原口 放し飼いの人ですね。私のような（笑）。

吉野 実は、この悪性リンパ腫において一番私が目にするご職業は、住職さんとか神主さんで、しかも酒タバコをやらない人。

原口 確かに。酒タバコをやらないと甘いものに行きますよね。また、職業柄でお菓子のもらいものも多そうです。

吉野 神主さんとか住職さんを叱る人はほとんどいません。

原口 確かに。自分も嫁さんからは「あなたの良いようにやっていいよ」ってずっと言われていました。だからとんかつ大好物、ケーキ食べ放題、シュークリーム大好きという人間が出来た（笑）。

吉野　とんかつもパン粉と油で作られていますからね。そうすると小麦粉と植物性の油をたくさん摂っているということになります。あとコンビニスイーツは食品添加物、人工甘味料なども大量に含まれているので、さらに悪いです。

原口　反省しています。先生に出会ってから、とんかつは1回も食べていないです。それからお茶はウーロン茶。砂糖はなし、お菓子もなし、果物など果糖の多いものは食べない。

吉野　なるほど。良いと思います。そうやって食習慣を変えて、奇跡の生還をしている方たちを何人も見ています。その逆で、全然食習慣を守らないまま亡くなってしまった人も大勢見ています。

原口　おかげさまで今、ユーチューブに「漢《おとこ》の5分クッキング（朝ご飯編）」という動画を出して、「どうだい！　俺も頑張っているよ！」と発信しています。もうほとんど先生のご指導の賜物です。

吉野　食事ががんを作るのだということを、先生からも、もっと広めていただきたいですね。

なぜ人は「がん」になるのか？

原口　しかし、日本ではなぜその「食が原因」という話がまったく聞こえてこないのか、よくわかりませんね。

吉野　多分、知っていても消されているのだと思いますよ。マスメディアでも大声では言えないようになっているのでしょう。

原口　スポンサーの圧力または配慮の名の下に。

吉野　あるいは、農薬だったり除草剤だったりなど、業界からの圧力もあるでしょう。日本の食は世界で一番といえるほど食品が汚染されている現状があります。

原口　いやぁ、恐ろしいですね。今回のコロナウイルスにしても、製薬会社がぼろ儲けしようという世界規模の悪巧みだったと言う人までいますから……。

吉野 製薬の話はまた後ほどたっぷりするとしまして、結局日本の戦後体制が原因でした。小学校の給食から日本人に発がん性物質を食べさせ、《給食は健康食》であると日本人を洗脳して、がんやアレルギーになる人々がこんなにも増え、病院と製薬会社が儲かるシステムが出来上がってしまいました。

原口 ちょっと先生に伺いたいのが、厚労省のホームページとかを見ても、「がんは遺伝子に起こる変化が原因で起こる病気」だと書かれていますが、「なぜ遺伝子に異常が起こるのか」というところまでは書かれていませんね。

吉野 その通りです。

原口 そこが結構ポイントではないかと思うのです。

吉野 今言われているがんの発症説というのは「がん遺伝子説」というのが第一にあります。遺伝子が暴走してがんが増殖するということです。もう一つは「がん抑制遺伝子」という説もあり、遺伝子の暴走を止める遺伝子が働かなくなる……とここまでは書いてあります。では「なぜそういうことが起こるのか？」については書かれていません。

原口　防ぎようがないと言っているわけですか？　そこがわかれば予防が出来ますから。

吉野　厚生労働省のホームページも、いつどこで誰ががんになるかわからないから「早期発見、早期治療が必要です！」と書いてある。ところがよく見てみると、「長寿になったからがんが増えた」という説も大々的に書いてあります。

しかし「乳がん」の場合ですと、初発年齢の平均値というのは50年前から43歳です。20代でも70代でも同じぐらいの発症率なので、長寿になったから乳がんが増えているということではないことも証明出来ています。

原口　そうでしたか。まだまだ多くの誤解がありますね。

吉野　あとタバコですよね。近年、喫煙者数が減っているのに、肺がん患者数が逆に何倍にもなっているということは、数字だけ見れば〝禁煙すればするほど肺がんが増える〟ということになってしまいます。

原口　おかしな話ですね。

吉野　そうするとタバコ原因説だとか年齢原因説というのは、否定される証明が出来るわけです。

原口　タバコでも酒でも年齢でもないのなら何なのか？

吉野　ではそれを少し詳しくお話しいたしましょう。

人が「がん」になるメカニズム

吉野　人間の体には細胞というのがあります。その中には遺伝子があったり、ミトコンドリアがあったりするわけですが、細胞の中は「細胞質液《さいぼうしつえき》」という液体で満たされているのです。ここに「ブドウ糖」が入っています。ブドウ糖というのは、細胞膜を通過出来る構造になっているんですね。

我々がご飯を食べた際に、最終的には小腸で消化され、ブドウ糖に分解されたものが体内に吸収されます。それが血液で運ばれ、体中の細胞を通っていく時に、ブドウ糖を置いていくわけです。そのブドウ糖を細胞が吸収して、我々はエネルギーにしています。

原口　エネルギーの素ですね。

吉野　そのブドウ糖が細胞の中に入って来ると、ビタミンBを使って、「ピルビン酸」というものにパカンと割れます。ブドウ糖には炭素が6個あり、六角形ですが、それが3個ずつに分かれて、この時に電子エネルギーを2個作ります。ここまでの動きが「発酵」です。アルコール発酵ともいいます。ピルビン酸というものがアルコールになったり、あるいは乳酸になる。乳酸発酵もそうです。だから乳酸菌というのは、ここで終わっている状態なのです。

ブドウ糖から電子エネルギーを2個作った際に、「乳酸」を出します。排泄物が乳酸なんですね。それを私たちは乳酸菌飲料として飲んだり、ヨーグルトとして食べたり、あるいはアルコールをお酒として飲んだりするわけです。

原口　乳酸は排泄物であると。

吉野　排泄物です。ただ、我々は高等動物なので、このピルビン酸が乳酸やアルコールにならずに、アセチルコエーという物質にさらに転換されて、ミトコンドリアに入ります。ミトコンドリアの中に入ると、このピルビン酸には炭素が3個ありまして、これを最終的には二酸化炭素にまで分解します。それが、我々が吐き出している二酸化炭素なのです。

原口　CO_2ですね。

吉野　それから水＝H_2Oも発生します。ミトコンドリアというのは発電効率がもの凄く良く、乳酸もアルコールも作らない。完全に分解して、最後は二酸化炭素と水にまで分解する、最もクリーンなエネルギーシステムですね。そして電子を32個も作るのです。

ところが、がんになってしまう人というのは、このピルビン酸が分解されずに、乳酸になってしまうわけです。

原口　排泄物になってしまう。

吉野　酸素が足りない状態だと、そうなってしまうと言われます。

原口　ブドウ糖が水と二酸化炭素にならない。

吉野　だからそのアルコール発酵も乳酸発酵も、嫌気的《けんきてき》な発酵で、酸素が足りない状態なのです。細胞の中が酸素が足りない状態になると、乳酸がたくさん増えます。そうすると、先ほど言ったように電子が2個しか出来ませんから、本当は2個と32個で34個出来るんですけども、2個しか出来ない。17分の1しか発電出来ない。

原口　電子が、エネルギーが足りなくなるのですね。

吉野　圧倒的に足りない。そうして、この乳酸が増えた状態になると、細胞膜から塩素イオンを入れて、乳酸を中和する動きが起きます。このことがトリガーとなって、細胞の核に「がん発現遺伝子」というのが現れ、「がん細胞になれ」と自分に命令するのです。

そうすると、がん細胞はバーッと一気に増殖します。足りなくなっているエネルギーをどんどん増やすために、がん細胞化するわけです。

原口　エネルギー不足を自分で補うのが「がん細胞」ですか。

吉野　はい、そうです。酸素不足で代謝が先祖返りする現象です。そこで、「酸素が足りなくなる状態」というケースがいくつかあるのですが、免疫的に異常を起こすことが要因で低酸素状態になり、がん細胞が増えてしまうことが考えられます。

食品で言うと、「トランス脂肪酸※」、小麦の中の「グルテン」、植物性の油を主体をする「多価不飽和脂肪酸（ＰＵＦＡ※）」と、それが酸化した「アルデヒド類」です。タバコなども酸欠状態になりますからがんの原因の一つにはなります。けれども、直

※トランス脂肪酸……多く含まれる食品は、マーガリン、ショートニング、マヨネーズ、サラダ油、コーヒーフレッシュ、など。

※多価不飽和脂肪酸（ＰＵＦＡ：Poly-unsaturated Fatty Acid）……菜種油・ごま油・コーン油・大豆油、亜麻仁油・エゴマ油などの植物油脂と魚油（＝オメガ３&オメガ６脂肪酸）に多く含まれる。（オメガ９に分類されるオリーブオイルや米油などは比較的安全とされる）

接的になってくるかというと、タバコはそんなに強い理由じゃないですね。
ですので、今最も日本人でがんの原因となる食品は、【小麦】と【植物性の油】と【砂糖】と【食品添加物などの化学物質】です。

原口　つまり、細胞が酸欠状態になるとがん細胞が増える……ということですか。砂糖の摂り過ぎも気になります。

吉野　砂糖の場合は、たくさん摂ると、血糖値がドーンと上がりますね。そうすると、インスリン※が体内で分泌されてバーンと血糖値を下げますけど、インスリンしか人間には血糖値を下げるホルモンがないので……もう下げすぎるぐらい強いわけです。血糖値を上げるホルモンはグルカゴンとかコルチゾールとか色々あります。

原口　つまり血糖値のブレーキ役というのはインスリンしかない。

吉野　しかも急ブレーキしか踏めません。

原口　もうちょっと穏やかなものを、神様は作ればよかったのに。

吉野　このインスリンの暴走が、またさらなる〝がんになりやすい体質〟を作っていくのです。

甘いものとインスリンの暴走が、がん体質をつくる

原口　なぜ我々は甘いものが好きなのか？

吉野　甘いものを食べるということは、野生動物にはほぼないですよね。

原口　確かに。普通の動物は、肉だったり、その辺に生えている草だったり。

吉野　シュークリームを食べるライオンとか、ケーキを食べるシマウマとかはいないわけですよ。つまり血糖値を下げるインスリンは、緊急事態のホルモンなので、下手をすると野生動物は死ぬまで1回もインスリンが出ない可能性もあるわけです（正常代謝時の分泌は除く）。

※インスリン……膵臓《すいぞう》で作られる、血糖を低下させるホルモン。これらの働きが悪くなった状態が糖尿病。

原口　そうか。血糖値がドーンと上がるというのは緊急事態。だから逆に言うと、その緊急事態を、我々は人工的に甘いものを食べることで作ってしまい、体に負担をかけている。

吉野　上がった血糖値を下げるため、インスリンは一気に出ますので、急激に下がり過ぎるのです。それでグルカゴンとかコルチゾールというホルモンで血糖値を上げ直して、元に戻すのですが、このグルカゴンとかコルチゾールというホルモンが分泌されると生体は「糖新生《とうしんせい》」といって、タンパク質や脂肪を分解するという状態になります。分解することでブドウ糖を作るのです。だから血糖値が上がるという仕組みです。

原口　なるほど。

吉野　ところが、筋肉や脂肪を分解すると、窒素が入ってくるので、アンモニアがたくさん出来ます。このアンモニアがまた発がん性が強い。

原口　アンモニアが血中に発生。

吉野　それからケトンという物質も、脂肪を分解すると出来るものですが、これにも発がん性があるのです。ですので、甘いものを食べていると砂糖が直接がんを作るわけではなく、血糖の乱高下によってがんが出来やすくなるというメカニズムなのです。

原口　自分の体の中に、今まであり得なかった大量の甘いものを入れることによって、緊急事態を作っていると。

吉野　その通りです。元々、このインスリンという物質はどこから出来たかというと、爬虫類から始まったといわれます。爬虫類というのは例えば、ヘビがネズミを丸飲みしますよね。そうするともう、1か月に1回ぐらいしか食べなくとも生きていけます。

原口　ヘビってそんな食生活なんですか。

吉野　それでいて、我々哺乳類の基礎代謝の5分の1ぐらいしかない。寒くなると体温を下げる変温動物なので。

原口　爬虫類は結構動かないですからね。

吉野　冬も冬眠したりして動かないでしょう。食べ物もまとめて1回にドカンと食べる。そうすると、大量の食べ物を食べることになるので、血糖値が一気に上がるわけです。

原口　そうか。月に1回の食事だから。

吉野　そうすると、トカゲとかヘビたちには、口の中のトゲがあるじゃないですか。ガブッと噛んだ時に、食べた動物に対してインスリンを注入するのです。それで血糖値が上がらないようにしているようです。

原口　ゾワゾワしてきました。ヘビが大の苦手なのでね。

吉野　そういう機能が人間にも残っていて、インスリンというのは緊急事態のためだけに使うように哺乳類は進化したのです。

原口　爬虫類は月に1回の緊急事態、栄養を補給する時に、インスリンを使う（上がった血糖値を下げる）わけですね。

吉野　私たちは本来、インスリンが出ない生活をもっとしなくちゃいけないのです。空腹時に甘いものをいきなり食べるとか、朝ご飯代わりに果物を摂取してしまうというのは、かなりの緊急事態、体に負担をかけることになってしまうんですね。

原口　なるほど。先生、わかりやすかったです。ミトコンドリアの細胞ベースの話からこうやって教えてくれる人、なかなかいないです。

吉野　そうやって、体に酸欠の状態が生じて、免疫異常が起こりやすくなるとか、色々なプロセスがありまして、一つの原因だけでがんになるわけではありません。ですから出来るだけ、人類が昔から食べているような食べ物を食べればいいわけですよ。戦前はがんなんて本当に少なかったのですから。

原口　とことん現代病なわけですね。

昭和初期頃の日本の食生活がベスト

吉野　縄文時代までは戻らなくとも、戦争が始まる前ですね。1930年代から40年代ぐらいの日本人が、ご飯を食べてお味噌汁を作って、お豆腐食べて納豆食べて、漬物とかぬか漬けを食べて、庭に生えているような柿を食べたり……そういう生活をしていると、ほとんど病気にならない。

原口　この頃、味噌汁にも凝っていまして、先生が味噌の味のバリエーションで楽しみなさいっていうから、７種類の味噌を使って味噌汁ライフを楽しんでいますよ。そういえば先生の本に『ガンになりたくなければコンビニ食をやめろ！』（青林堂／２０２２年）ってありますが、よくあれほど思い切った本を出しましたね。色々大変だったんじゃないですか。

吉野　はい、その筋の業界からたくさんの苦情が来ています（笑）。

原口　コンビニ全盛時代ですからね。

吉野　この間、患者さんで、コンビニのフランチャイズのオーナーで体の調子が悪い方がいまして、その方、20年間、朝昼晩とコンビニのものだけを食べていました。

原口　うわぁ……その方、どうなったのですか？

吉野　高血圧、高脂血症、高血糖、胆のう炎です。オーナーだけに、コンビニの商品を買うと割引があるのでなかなか止められないのです。

原口　でも逆に考えれば、コンビニさんが目覚めて、先生に指導を受けて、体に良いものばかりを揃えたら、そのコンビニ、結構流行《はや》るんじゃないですか？

吉野　そう思います。実はセブン‐イレブンさんが、グルテンフリーのパンとかを出していて感心したのですが、そういうコーナーを一部でも出せば、それが一つの産業にもなると思うのです。

原口　ですよね。添加物や人工甘味料が少ないものを揃えたり……。

吉野　あと米粉のパンなんかもとっても良いと思います。

原口　米粉いいですよね。

吉野　米粉のほうが小麦粉よりも血糖値が上がりにくいのです。だからパンが好きだからやめられない、パスタが好きだからやめられないという人には、米粉で作っているパスタとかパンとかにもチャレンジしてみていただきたいですね。

原口　僕も油は米油にしました。

吉野　いいですね。そういうふうにして、完全・完璧じゃなくても、今まで0点だったのが30点とか40点になるだけで、健康な人が増え、病気になる人は減ると思います。そういう分野に産業育成するための補助金や助成金とか増やせれば、産業自体も転換して、新しい産業が生まれるのではないでしょうか。

原口　しかも日本人が皆、健康になる！

吉野　それで医療費が減るのであれば、その分を他のところに回せるじゃないですか。

原口　吉野先生監修のコンビニ店を作ったら、話題になりますよ。

吉野　オファー待ってます（笑）。

日本政府が「がん予防」から目を背ける理由

原口　「がんがもの凄く増えている」「国民にちゃんと選択肢を示せ」と先日、厚労省にレクチャーをしたところ、「いえ、がんは……年齢調整※を適用すれば、日本ではそんなに突出していません」とか言うから「それ、おかしいでしょう」と問い詰めたんですよ。

吉野　おっしゃる通り、極めておかしな話です。がんが「年齢調整すればむしろ減る」という国立がん研究センターなどが言う論理は、昭和60年（１９８５年）時相当の人口ピラミッドに補正すればということですよね。

原口　そうです。

吉野　例えば、明治20年の人口ピラミッドにすれば、がん患者なんかいなくなってしまうわけですよ（明治・大正時代の平均寿命は44歳程度なので、がんにかかる前に亡くなっていたと考える）。がんの患者数や死亡者数を「年齢調整死亡率」に換算する必要などまったくないのです。

原口　実際問題、がん患者が増えているのだから、人口に合わせる意味がない。

※年齢調整……がんの罹患数、死亡数は年々多くなっている中、それに比例して高齢者人口も増えているため、高齢化の影響を取り除くための調整のこと。高齢化の影響を除去すれば、がん死亡率はむしろ減少しているという計算方式。

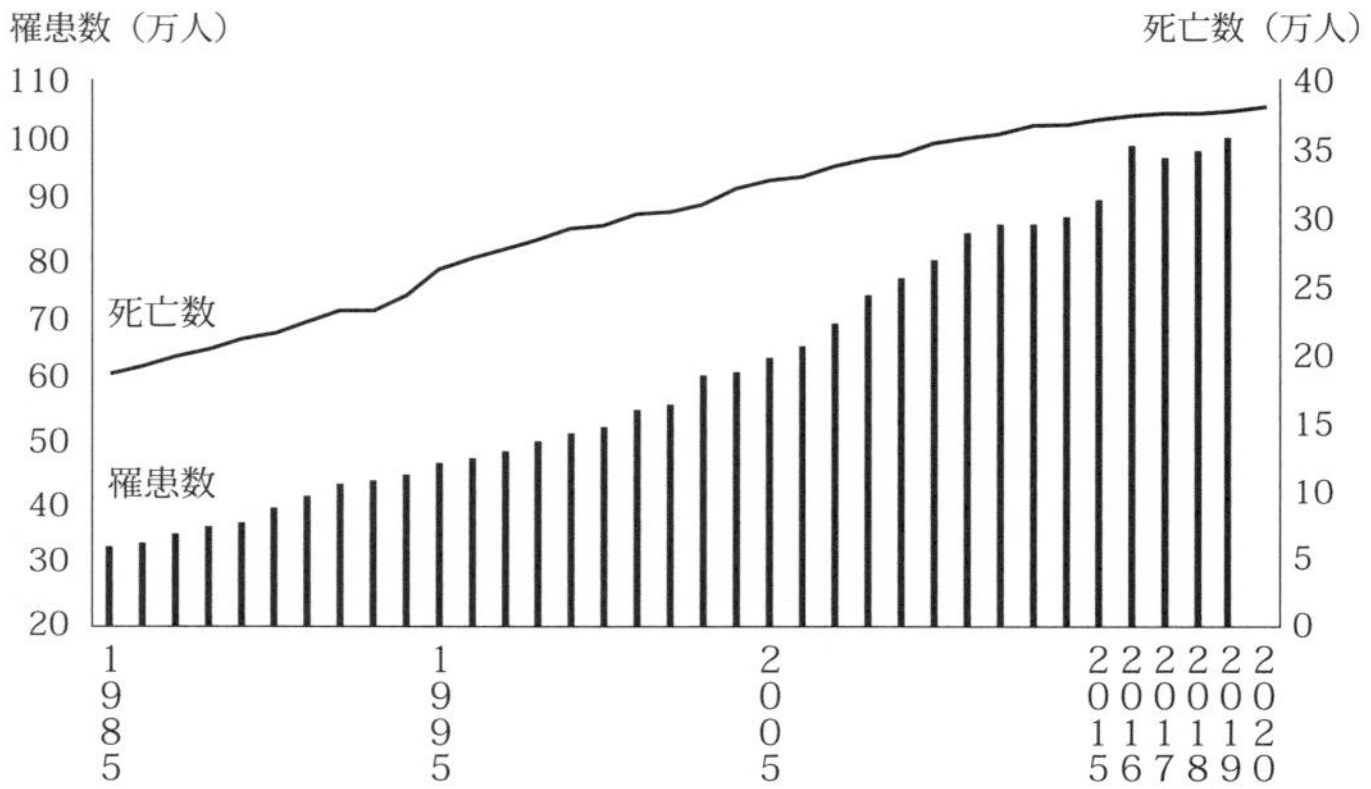

がんの罹患数、及び死亡者数（合計）の推移
（厚生労働省「全国がん登録」「人口動態統計」より作成）

吉野　「年齢調整死亡率」という概念は、元々年齢構成の異なる人口集団の《死亡率》を比較したい場合に用いるものです。例えばアメリカと日本では、人口ピラミッドの形が違いますよね。《死亡者数》だけで見ると高齢化が進んでいる国が多くなり、死亡率が正確に比較出来ないので、年齢構成が揃うように調整するものなのです。

それを厚労省は、自国の今と昔を比較する時に、昭和60年の人口ピラミッドを使ってやっているというのが大義名分ですけど、そんなものを見せられても「じゃあ、私は今がんなんです、年齢調整死亡率では減ってるとおっしゃるなら、私のがんは治るのですか？」と言われたら何の関係もないわけです。

原口　患者にとってみれば関係ない。

吉野　だから、今いる患者の実数値を正確に言うことが一番大事なことであって、こんなのは数字のマジックですから。

原口　確かに、結局もう、ただの言い訳に過ぎません。

吉野　だから、現時点での患者数がどれだけいるんだと。それから厚労省は「対がん10か年総合戦略」というのを昭和59年（１９８４年）ぐらいから続けています。しかし、何の効果も上がってないどころか、患者が増え続けているのが現実です。原口先生が質問された時の岸田総理の答弁もそうでしたけど、〝がんにならないようにする〟ということは言わずに、病気になったら治すという話しかしない。

原口　私もね、「がんは予防も含めて考えてくれ」と言いましたけど、そこはあの答弁からは飛んでいましたね。

吉野　スッパリ飛んでいました。

原口　がんと言っても、治療に関しても色々な選択肢がある中から、抗がん剤だけではなく、選択肢をもっと研究して調べて示して対応して欲しい。また、吉野先生がおっしゃるような《食事療法で予防する》ということを、もっと推進して欲しいとも提言しましたけど、答弁はありませんでした。あの質疑を見て、答えないのは役人の仕業ではないかと言う人もいました。

吉野　岸田首相ではなく役人が消したと思いますね。しかしやはり、がんの原因を除去するというのは、彼らにとってみれば〝天地がひっくり返るぐらいの価値観の変化〟なのだと思います。

原口　そんなにですか？　考え方としては普通ですよね。

吉野　ちなみに戦前の死因に関する統計を見ると、がんではなく結核や肺炎が最も多かったのですね。結核は抗生物質で解決して、次点は脳梗塞と胃腸炎です。胃腸炎は今でいうところの食中毒なので冷蔵庫が普及してなくなりました。

原口　夏目漱石も死因は胃でしたよね。

吉野　昔の人は、古いものとか傷んだものを食べたり、寄生虫を食べてしまっていたので、冷蔵庫が普及したことでなくなる病気でした。がんになる人はあまり多くなく、主には炭鉱労働者などの粉塵を吸い込む人が、がんになったそうです。だから産業病だったのですね。

原口　それらの産業に携わる以外で暮らしている人が、がんにかかることはそれほどなかった？

吉野　しかし今、普通に市販化されてコンビニで売っているようなもの、食品添加物が混ざっている食品を食べたりすることで、がんが増えているということを、厚労省は一切言っておらず、あくまでがんの原因は酒とタバコだという解釈にしています。

原口　無知もいいとこです。

吉野　そうすると酒もタバコもやってないのにがんになった人には説明がつきません。

原口　いやぁ、本当に出来ないです。「どうして僕は悪性リンパ腫になったんでしょう？」と何人かのお医者さんに聞きましたが、「ストレスでしょう」と言われるくらいで、もちろんそれも一つの要因ではあるでしょうが、どこか釈然としなかった。職業柄ストレス耐性は強い方ですからね。そこで吉野先生から私の食生活を指摘されまして、合点がいったわけです。

吉野　お役に立てて何よりです（笑）。

原口　私が皆さんに申し上げたいのは、日本には、がん治療の種類はいっぱいあって選択肢もたくさんあるということ。それから【がん撲滅は、食から変える】という話をしたかった。私は今、がんが完治したって言っていますけど、全部無くなったわけじゃないですからね。ここでまた私の場合はシュークリームとかを食べてしまうと、元に戻ってしまうこともありえますので、これからも頑張っていきたいと思っています。

第4章

激増する医療費を誰が止めるのか？

～ヨシノミクスで景気回復～

日本の社会保障費は過去最高の37兆円

吉野　さて今回は、私が専門とする分野でもあるのですが、医療、特に医療制度、医療費の問題点ということで、お話をさせていただきたいと思います。

原口　よろしくお願いします。

吉野　医療の分野に関しては、まだまだおかしいと思うところがいっぱいあります。まず、日本の医療費ですが、１９８３年頃までは大体年間６兆円ほどでした。それから国防費も６兆円ぐらい、文教教育費も６兆円ぐらい、国土建設費も６兆円ぐらいで、６兆６兆６兆……という時代がずっと続いたのですね。これが時代とともに若干防衛費が増えたりとか、建設費が減ったりとかがありますけど、では医療費を含めた社会保障費はどうなのかというと、現在37兆円なわけですよ。何でこんなに増えたのか！　ということがあまり問題にならない。

原口　一般会計においては、いわゆる社会保障費【医療・介護・福祉・生活保護・少子化・年金】が33％ぐらいになりますが、それが37兆円ということですね。年々増えて過去最高額※になっています。

吉野　防衛費が１兆円増えただけで、もの凄い騒ぎようですが、医療費はまったく話題にもなりません。

原口　あまり報道もされませんし、国民の多くが、仕方ないと思っているのかもしれませんね。

吉野　そしてまた、特別会計※の社会保障費の方を見てみると、なんと95・２兆円！当然重なるところはありますが、一般会計と特別会計の単純な合計金額は１３２兆円近くにものぼるわけです。この額は、アメリカの総国防費の１２６兆円（約８８８６

※医療費（社会保障費）は過去最高……２０２３年度予算の一般会計歳出のうち社会保障費は、医療や介護費用の伸びで36兆８８８９億円と過去最高を更新。（国の総予算額は一般会計で１１４兆３８１２億円）

※特別会計……税収ではなく、特定の収入を元に特定の事業を行う会計のこと。国民健康保険や介護保険をもとにしたもの。

億ドル／2024年度予算）を上回ります。

「日本の景気を良くする」とか「財政を改善する」など、総理をはじめとして、あらゆる専門家の方が言っていますけど、医療費の問題を放置したままだと〝風呂の栓が抜けてる状態で上から水を入れる〟ような話であって、根本的な解決にならないと思うのです。

しかも医療に関して言えば、患者を絶対に治らない状態にしておいて、外国の薬や医療機器で患者に対して治療とも呼べないような、「永久疾患状態にして薬漬けにする」というやり方を平気な顔でしているわけですよ。

原口　まったく酷い話です、本当に。

吉野　国民健康保険は特別会計側になるわけですね。そうすると、消費税が例えば3％上がっただけでみんなギャーと騒ぐのに、保険料が3割でも誰も騒ぎませんし、保険料が増額されても、あまり文句は言いません。

原口　医療に関しては大人しいですよね。

吉野　こんなに巨額なのに、皆さん、これはしょうがないことだと言う。病気なんだからとか、年を取ったらみんな病気になるんだからとか。「病気というのは、ある日突然、地震に襲われたり雷に打たれるように偶然なるものだからしょうがない。だってこの国は高齢化社会なんだから！」というムードです。

原口　まさに、思考停止の状態ですね。

吉野　結局は医療だけの問題に止《とど》まらない、日本人の財産、お金の話だと思っています。日本の国力に関わる大問題です。

医者の数が増えたから病気も増えた？

吉野　私が歯科医師だから言うわけではありませんが、１９８９年より厚労省と日本歯科医師会が推進した、８０２０（ハチマル・ニイマル）運動というのがありました。「80歳になっても20本以上自分の歯を保とう」という運動です。当時、80歳の人の生えている歯の数は平均3本、つまり8003です。歯が少なくなると病気にもかかりやすくなります。誤嚥性《ごえんせい》肺炎になる割合が最も高いのですが、ほかにも肺炎、それから寝たきりが増えるとか、認知症の方も歯の数が少ない方が多いです。だから歯が抜けないようにすれば、医療費も抑えられるのではないかという発想で、80歳になっても20本を保とうというキャンペーンを、打ち出しました。（成人の歯は親知らずまで入れると32本）

私も当時のことを覚えていますが「そんなの無理でしょう」と思いました。でもあれからもう35年経って、なんと、8016とか、8017ぐらいまで増えてきました。そうするとどうなったかっていうと、虫歯と歯周病が3分の1になった。

原口　おぉ！　やれば出来る！

吉野　でもそうしたら、歯科医師の収入も3分の1になってしまいました。

原口　えっ！　そうなんですか。

吉野　本当にそうなんです。83年当時ぐらいですと、大体院長の給料が可処分所得で年に1200万円ぐらいに対し、歯科医院の売り上げが6千数百万円でした。もの凄い金持ちで、医者より歯医者のほうが昔は稼いでいました。

原口　結構な金持ちですね。

吉野　それが今は、年の売り上げが1200万円ぐらいになっていて、院長の所得が400万円ぐらいですから、大卒のサラリーマンの初任給～2・3年目ぐらいに下がってしまっている人も多いです。

原口　400万円とはまた厳しいですね。

吉野　どういうことかと端的に言いますと、〝病気を減らしたら医療費も減った〟わけです。

原口　もちろん、患者が減ったら収入も減りますよね。医者の収入のことを考えると、病気を増やした方がいいと考える人がいても不思議ではないと？

吉野　医師の数も関係してきます。患者の取り合いになりますから。実際今、医師の総数はおよそ34万人※ですが、1960年代は20万人ぐらいしかいなかった。医師の数が激増しているわけです。年々増えていて今が過去最多。

一般的には、警察官や消防士が増えたら、治安が良くなり火事が少なくなるはずなのに、医者が増えても病気が減らないのはどういうことなのかと。

原口　ちょっとおかしいですね。

吉野　看護師や薬剤師も2～3倍以上になっています。

原口　私は今回結構長く入院しましたが、病院では待たされるのが常で、人手が足りない印象でした。人員が増えてもみんながハッピーになっているとは限らないわけですね。

吉野　おっしゃる通りで胸が痛いです。

原口　考えようによっては、医師を食わせるために病気を増やしているとも言えそうですね。

医療問題の解決に「やる気がない」人たち

吉野　日本の医療界は何かを間違えています。私もよく講演の時に言いますが、一生懸命やっていても実現しない時には3つの理由があるんです。1つは「時間がないから」。解決するための時間が足りない。2つ目は「バカだから」。

原口　バカって！　ずいぶん身も蓋もないですね（笑）。

吉野　3つ目は「やる気がない」。

原口　もう、全然ダメじゃないですか！

吉野　いや、でもこれが意外と的を射ていまして……（笑）。例えば、交通事故は昔（昭和40年頃）、交通戦争と言われていまして、毎年3万人近くの方が亡くなっていました。でも現在は3千人程度まで減ったのですね。30〜40年かけて解決したわけです。

また、先ほど申し上げたような高齢者の歯の問題、歯科医療費も3分の1に出来た。頭と時間を使って知恵を出し合えばちゃんと解決出来るのです。そうすると、3番目

※日本の医師数……医師数：33万9623人、歯科医師数：10万7443人、薬剤師数：32万1982人（厚生労働省／2020年医師・歯科医師・薬剤師統計より）。

の「やる気がない」という可能性が実に重くのしかかって来るわけです。

原口　「目標を設定していない」というのもあるでしょう。「本気度」と言ってもいい。がんが減らないのも、つまりは「やる気がない」ということなのでしょうか？

吉野　「なぜがんになるのか？」という問題がありますが、結局、対策が間違っているわけです。がんの対策はどうすればいいのか？……ということにやる気を感じられない。

最初に「がん対策推進基本計画」（２００７年／平成19年）を打ち出した時の話ですが、「がんを撲滅するためにはどうしたらいいか」ということに対して、厚労省が出した計画の1番目が「早期に放射線療法をする」ということでした。放射線療法を早期にするということは、既にがんが発症しているわけですから、がんを減らすこととは関係がありません。

原口　「がんにならないようにする」ことを目標にしないといけないのに。

吉野　「火事を減らすにはどうしたらいいか？」、答え「すぐ消す」と言っているのと同じです。

原口　子どもでもおかしいと気づきますね。

吉野　２つ目が「がん患者のカウントを厳密にする」。統計は取れるに越したことはないですけど、正確に数えたからって患者が減るわけではないですよね。

原口　苦しんでいる人を減らすことを目標にしなければいけない。

吉野　３つ目が「早期に緩和《かんわ》ケアを開始する」。これ３つやっても、がんは減らないのですよ。

原口　「緩和ケア」はやってくれたほうが良いに決まっていますが、緩和ケアをしたからといってがんが減るわけではない。

吉野　緩和ケアというのは、痛みや体の苦痛、気持ちのつらさを和らげるケアですが、もう余命幾ばくもないとなった時に、モルヒネなどの医療用麻薬を使ったりするものです。

原口　ターミナルケア（終末期医療）ですね。

吉野　そういったがん患者さんへの様々なアプローチが示されていますが、どこにも【がんの原因】に対してのアプローチがないのです。やり方が間違っているから、絶対に減ることがないのです。

原口　なるほど……「時間がない」「バカ」「やる気がない」からということがよくわかりました。

吉野　時間はありました。なにしろ10か年戦略ですから。しかも最初の10年で何も解決出来なかったので、何回目かの10か年戦略が現在も実行中です。となると「やる気がない」のが真実味を帯びてくる。「本気でやる気がない」のか、「やる気が出ないようにさせられているのか」のどちらかです。

原口　バカだからやる気が出ないのかも（笑）。

吉野　日本人ならバカではないと信じたいです（笑）。がんの研究分野では「オプジーボ※」なども日本で開発をしているわけですから。

原口　がん免疫療法ですね。本庶先生など、がん研究でノーベル賞を取った人もいるわけです。

吉野　ですので今の問題は、がんの原因を解決するためのアプローチがないことです。やる気が出る仕組みがない。

ちょっと半分雑談になりますけどね……私の息子が中学生の時に徹夜で勉強していたんですよ。長男はひろあきといいますが「ひろあき、徹夜したのか」「はい父さん」。「お父さん、中学生の時、朝まで勉強したことはないぞ。そんなに頑張って偉いな」って褒めたんです。

原口　いい息子さんじゃないですか。

吉野　で、何を勉強していたのかを聞くと、英語だと。今日は何のテストがあるんだと聞くと、数学だと。「お前は何をやっているんだー!」と叱りましたよ（笑）。それ

※オプジーボ（ニボルマブ）……分子標的治療薬の一つ。京都大学医学部における本庶佑《ほんじょたすく》博士の研究チームが開発に貢献した。2014年9月より小野薬品工業から発売。本庶博士は2018年にノーベル生理学・医学賞を受賞。実際に1年間使用した場合は約1千万円かかるが、高額医療費制度を使うと自己負担額は約60万円で済むという。

で、徹夜で勉強していたものだから、電車で寝ちゃって2往復ぐらいして、学校に着いたらテストが終わっていたと後から聞いて、さらにトホホでしたよ。

原口　スケールの大きな息子さんじゃないですか（笑）。

吉野　大人の社会はそう甘くありませんよ！（笑）。まずは〝一夜漬け〟をする場合、数学のテストがあるなら数学の勉強をしなきゃいけない。徹夜で英語の勉強をするということは、タイミングも、やっていることも全てが間違っているということです。

原口　一夜漬けは短期記憶しか付きませんからね。

吉野　その息子の例と同じで「気持ちは一生懸命なのに、効果がないことをやっている」という可能性もあるということです。

原口　確かにそれはありますよね。

吉野　がんに関して言えば、「なぜがんになったのか？」ではなく、「がんは原因がわからない病気だから、早く見つけて、早く介入する」ということの土台となっているコンセプト自体が、私は間違いだと思うのです。

原口　間違っています。だって、がんのメカニズムは第3章で先生がご説明したように、もはやわかっていることですよね。ということを考えると、他の国はすでに「がんの原因」を意識しているのに、日本では見て見ぬ振りをしているとも言えます。厚労省と日本医師会の思惑が、見えてきたように思います。

栄養学から病を治したトランプ前大統領

吉野　がんの原因を解明することで一番大事なのは、【がんの栄養学】なのです。トランプ前米大統領が新型コロナにかかった時、ホワイトハウスには内科系のドクターがいましたが、ホメオパシー※の先生でしたね。自然療法のドクターと、カイロプラク

※ホメオパシー……Homeopathy。本来、体に備わっている自己治癒過程に働きかける治療方法。代替医療。レメディと呼ばれる植物や鉱物を原料にした薬を用いる。日本では否定的に捉えられる場合が多いが、世界80か国以上で採用されている。

ティックのドクターも入って、３人のお医者さんが記者会見をやっていました。

原口　要するに自分で免疫力を上げるわけですね。

吉野　そうです。自然療法ですね。日本では、医学部は6年制、研修医が2年ぐらいあり、場合によっては大学院まで出るのは当たり前で、時間をかけて勉強しています。海外の自然療法医というのも、４年制の大学を出て、その後カイロプラクターになるために、さらに４年間大学に通うわけです。８年ぐらい勉強して、称号はもうドクターになるのです。日本の自然療法家は医師じゃない人も多く、胡散臭い扱いを受けているところもありますが、あちらの自然療法家はプロの医師なのです。免疫力を上げるとか、がん防止の食事療法をするための、プロ医師がいるわけです。

日本の場合はそこが実に曖昧《あいまい》で、何とか栄養療法とか本などは多数出ていますけど、どこか少しトンデモ説のような扱いになってしまっています。特にがんを大々的に扱うとそうです。栄養学が医療に反映されていないのです。つまり日本は、栄養学が40年、50年も遅れているわけですよ。全国の医学部の大学には、栄養学部という学部さえないのですから。

原口　〝医食は同源〟なのに？

吉野　「医食同源」という概念すらない。だから、原口先生も「がんに食は関係ないよ」と言われてしまったりするわけです。

原口　最初にそう言われたので、好き放題食べてしまいました（笑）。

吉野　日本の医者は栄養学に関しては無知な人が多いのです。というか、自分が無知であることすら、知らない人が多いです。

原口　あきれますね。先生に出会って半年以上経ちましたが、体が良くなっていくのを実感しています。

吉野　ドクター自身がコンビニ弁当を急いで食べ、夜勤ではカップラーメンを食べ、休憩時間には甘い缶コーヒーを飲みながらやっているのが現状ですから……。

原口　まさに医者の不養生じゃないですか。ぜひ、吉野先生が筆頭になって、全国のお医者さんの食生活を改善していっていただきたいものですね。

ワクチンのような垂直型医療制度の弊害

吉野　大体、天から命令されるような、全員がワクチン打てといったような医療体制を「全体医療」といいますが、全体医療をやっている限り病気は減りません。その反対を「個別医療」とも言いますが、一人一人、免疫も違うし体質も違うのですから、それに対応しなければなりません。

原口　個別医療が行き渡ることが最適。

吉野　先ほど、リウマチの患者さんが来院しました。「クッキーとか、菓子パンみたいなものばかり食べていませんでしたか？」という話をしたら、「よくわかりましたね、先生は占い師ですか」と驚かれていました。

というのも、リウマチは大体発症するまでに15年ぐらいはかかるのですが、やはり甘いもの、砂糖を多く摂る生活をしていることが原因としてあります。また、体力があるとリウマチに、体力がないとパーキンソン病になったりします。逆に言えば、パーキンソンになる人はリウマチになりません。関節が痛いんだけど、けいれんしてる……なんていうケースはほぼ無いです。それから、がんと脳梗塞・心筋梗塞が同時に起こることも極めて稀《まれ》です。

原口　では私は、脳梗塞や心筋梗塞の心配はしなくて良いのですね。

吉野　ただし、患者さんが生活習慣を努力して改善し、体質が変わることによって、なりやすい病気が変わることもあります。よく歌手の西城秀樹さんの話をするのですが、西城秀樹さんは40代後半で脳梗塞をやって、50代前半で2回目をやって、3回目でお亡くなりになりました。体質改善をやっていないと、同じ病気を何回も起こすわけですね。

だからまさに、体質を変えるというのは、〝食で変えていく〟わけです。肉体的な運動ではありません。低体温の人が高体温になりやすいような食事をするとか。漢方薬の始まりは元々そういうところにあります。

食を正していくと病気になりにくくなりますが、行き過ぎも駄目ですね。行き過ぎると偏ってまた病気になりますから。「中庸をとる」という言葉がありますけど、真ん中が一番病気にならない。体力がありすぎても、体温が高すぎても、低すぎても駄目なのです。

原口　私、体温高いです。平熱が36度8分とか。

吉野　なので本来、原口先生は、がんになるタイプではないのです。そうするとやはりワクチンの影響が大きいという話になります。

原口　ですよね。ワクチン打ってからいきなり変なことが起き始めました。免疫が下がったからだと今ではわかっているのですが。

製薬会社（ビッグファーマ）に吸われる日本のお金

吉野　やはり、医療と食の問題をまともに考えないと、医療費は減らないでしょう。

原口　減りませんね。これでは病気作って、患者を回してるみたいなことでしょう?

しかも薬もむちゃくちゃたくさん買わされるわけです。血圧を下げる薬、コレステロールの薬、じん麻疹の薬、ビタミンの薬、それから神経痛を治す薬……。

吉野　こういう薬の多くが、いわゆるビッグファーマと呼ばれるファイザー、モデルナ、ジョンソン・エンド・ジョンソン、ロシュ、ノバルティスなどの海外の多くの企業が製造しています。こういった薬に医療費を使うということは、国外に日本のお金を送金しているようなものです。

国民皆保険制度というのは、ほぼ税金のようなものでしょう？　毎月特別会計に入るとはいえ、我々が強制的に徴収されているお金で、病気にならない人でも真面目に支払っています。いざ病院にお世話になった時は、３割負担として治療費を払っていますが、保険料だけでは全然足りないから、税が投入されています。その医療費が流れる先には、海外の製薬会社も当然含まれるわけです。〝彼ら〟からすれば安定した日本の税金からたんまり払ってもらえるわけだから、もの凄く効率がいいわけです。

原口　まさに植民地のように搾取されているような状態と言えますね。

吉野　そうなんです！　大体今、４兆円から６兆円ぐらいが薬に使われていると言われており、国防費に匹敵する薬代が海外に流れています。

原口　しかもそれは「コストプッシュ型インフレ」と言いまして、富が外側に移転するわけですからデフレ要因となります。

吉野　まったくその通りで、医療費がこれ以上増えたら日本の景気は絶対に良くならない。

原口　良くなりませんね。僕は２００１年でしたでしょうか、「ゾロ新※」のことを批判したら、選挙の時に酷い目に遭いました。「少しだけ成分変えて違う名前にして新薬としてバンバン出して、そんなことやっていたら医療費青天井じゃないか！」と言ったのです。そうしたらいきなりある医師から呼び出されて「なんてこと言うんだ！」とか激怒されてね。それだけ選挙戦における開業医の先生方の力が強いのでしょう。

吉野　本当に医療界が腐ってしまっていて、人の命を救わなくてはと思っている人たちが、正反対のことをしてお金を儲けている。しかもそのせいでこの国の財政がおかしくなっている。これらを改めれば、日本がもっと豊かな国になるのに実にもったいない状況なのです。

医療費削減の「ヨシノミクス」で景気回復！

吉野　僕はこの医療費改革で景気回復することを「ヨシノミクス」と言って、ずっと訴えて来ました。何度も聞いている方が多いかもしれませんが、何度でも私は訴えたいと思います。

医療費を減らすことは、原因を除去すれば必ず達成出来ます。私は自分のクリニックでも、非常に原因除去に特化した診察、治療をしています。私のクリニックは国民

※ゾロ新……ジェネリック医薬品のこと。薬の特許が10年で切れると、「ぞろぞろ」と特許のきれた新薬の真似をした薬を製造・販売すること。「ゾロ薬」とも言う。

皆保険制度の保険は扱っておりません。しかし、自由診療でも患者さんが続けて通ってくださるのは、病気が治るからなんですよ。

今の医療は逆です。病気を治さないで、引っ張れるだけ引っ張って、永久に死ぬまで応急処置の薬を出し続けている、ということなのです。

原口 ほとんど絆創膏を貼るのと変わらない。

吉野 病気を原因除去してきちんと治せば、100兆円を削るのは無理かもしれないけど、数十兆円なら必ず圧縮出来るはずです。原因除去さえしっかりやれば。

原口 石油やガソリンが高くなったら、皆さん文句を言いますよね。だけど医療費は薬とかなんとか色んな要素が混ざっているから、数字が見えず、高いのか安いのかもわからない。

吉野 あとは〝病気は誰もがなるもの〟というトンデモ論が常識になってしまっていることも問題です。

原口 確かに。患者の方も怠慢で、もう日頃はやりたい放題、食べ放題、遊び放題なのに、いざ病気になったら「とにかくなんとか助けてください」とすがるように医者を頼る。

私も親戚に医者が何人かいるのですが、会うといつも怒っていますよ。「何でここまで酷くなったのを俺らが治すの?」と。私によく本音も言います。「酷くなる前にもっとちゃんとケアして欲しい」と。これなどは、よくある医者の本音ですね。

吉野　だから医者の本音と政治の本音を、先生とこうして対談させていただいて発信すること自体が、ちょっとでも世の中に広まり、1人でも2人でも気づき目覚めて、原因除去をしていただけると、私も本望です。

原口　私もそうでしたが、気づけば、まず意識が変わりますからね。読者の皆さん、昔の私みたいに何でも、好きなものばかりを食べたりしないでください(笑)。

それから私の主治医は、ICTを使った遠隔で診療が出来る「かかりつけ医制度」

※バイタルサイン……生命兆候のこと。人間が「生きている」ことを示す4つの指標、「脈拍」「血圧」「呼吸」「体温」のこと。

というものをやっています。そうすると家にいながらバイタル※とかもわかるから、日頃から予防が出来るのです。

保険医は自由な診療も出来ない？

原口　しかし、先生は本業もお忙しいのに、なぜそんなに自由に発信が出来るのですか？　湧き上がる情熱も凄い。性格も向いていますよね？（笑）

吉野　喋るのは苦にしないので、性格は確実に向いていると思いますが（笑）、考えてみると「保険医じゃないから」なんですよね。

原口　といいますと？

吉野　普通の医師や歯科医師は保険診療ですが、保険医が厚労省の言うことに背くと、場合によっては《保険医停止処分》という罰則を受けます。自由診療だけで生活が出来る医者というのは、もの凄くまれなことです。やはり保険医の方が楽ですし、自由診療だと医師の賠償責任保険が利かない分野が出てくる場合もあります。もし万が一事故を起こすと、金銭的にも社会的にも制裁を受けなくてはいけないので、なかなか自信や確信がないと、保険医を辞めて自由診療をすることは出来ないでしょう。

だから美容外科とか、歯科のホワイトニングやインプラントとか、そういう特殊な業界にはいますけど、慢性疾患を全部自由診療でやるというのは、結構大変なのですよね。

原口　先生は厚労省の意に反していますからね（笑）。

吉野　恐れ入ります（笑）。また例えば、がん、あるいはうつ病などの精神疾患、それらはもうほとんどが〝嘘の病気〟なんです。作られた病気です。

原口　作られた病気。大事なキーワードですね。

※うつ病は心の風邪……　抗うつ薬のパキシルを販売するため、グラクソ・スミスクライン（グローバル製薬企業／GSK）による強力なマーケティングで使用されたフレーズ。日本でも抗うつ薬の売り上げは2000年からの8年で10倍となったという。

吉野　精神疾患に関しても、がんと同様に、原因を除去せずに、漫然と対症療法を続ける医療が横行しています。2000年頃には『うつ病は心の風邪*』というキャンペーンがありまして、精神不安はお医者さんに診てもらって治すべきだというムードが蔓延しました。その影響で、うつ病関連のレセプト（診療報酬明細書）が激増したんです。

1998年までは、日本の抗うつ剤の年間販売高は173億円だったのですが、1999年に新しい抗うつ剤である「選択的セロトニン再取り込み阻害薬（SSRI）」が販売されるようになると売り上げが急伸、2007年には売り上げが1100億円を突破しました。

また、ちょうどこの頃にバブルが崩壊して自殺が急増したにもかかわらず、政府は何も対応をしませんでした。当時、NPO法人自殺対策支援センターらによる国会議員への啓蒙が成功して、2006年には「自殺対策基本法」が施行されました。これ自体はよいことだったのですが、「自殺はうつ病である」とのすり替え主張である

「自殺はうつ病、精神科を受診しましょう」というキャンペーンが、精神科医やマスコミによって積極的に行われたのです。

これが『うつ病は心の風邪』キャンペーンと相まって、自殺対策に毎年100～200億円が予算計上され、2007年度から2012年度までの間で1248億円ものお金が投じられたのです。つまり、このような広告宣伝をするだけで、何兆円という利益が製薬会社に転がり込むのです。

原口　政治の責任も重大ですね。製薬会社と政治の癒着という問題は本当にありまして、国会でワクチン被害の質問をするだけでも大変でした。

吉野　日本の医療費というのは、国がまかなっているというところに目をつけられているのかもしれません。アメリカのように自由診療で、自分で払う保険だとか職域保険だとかというと、自己負担分の医療費が上がるわけです。それが日本には無いから、自浄作用が起こらない仕組みになっています。医療費が上がっていることに誰も気がつかない。国は健康保険料や消費税などを上げたりすることで対応してきていますが、下げる努力は何もせず、税金でそのまま支払っている。

国内的にはまだそれでいいのかもしれませんが、海外の国際金融資本がスポンサーの製薬会社（ビッグファーマ）に付け込まれれば、日本の税金がどんどん彼らの懐に入るシステムが出来上がってしまった。

原口　まさに悪魔が甘い汁を見つけてしまったんですね。

吉野　「ゆうちょ」も解体させられ、外資のアフラックが入り、がん保険を作りました。がんになる食べ物を幼少期から食べさせられ、病気になれば治療費も保険料も外資に流れてしまう。この悪魔の循環に気づき、連鎖を止めるべきです。がん保険に入ってもがんは治りません。保険に入るお金があったら、原因を除去する食事をすべきです。

原口　おっしゃる通りです。雨にも負けず、風にも負けず、がんにも負けぬ丈夫な体を持ちましょう。

吉野　こういうことを私は20年ぐらいずっと言い続けていますけど、やっとこういう状況になり、少しは聞いてくれる方が増えてきたような感触を得ています。

原口　あぁ！　もっと早く先生と知り合いたかった！

第5章

ディープステートの傀儡国家、日本は独立出来るのか？

ビル・ゲイツ、WHO、製薬会社

原口　新型コロナウイルスが蔓延した初期の段階で「イベルメクチン」という薬が話題にのぼったので、皆さんもその名前は覚えていると思います。2015年にノーベル生理学・医学賞を受賞した北里大学の大村 智《さとし》特別栄誉教授と、米メルク社の共同研究で創製された抗寄生虫薬です。これが、新型コロナに転用出来るというので国内外で研究もされていました。WCHのテス・ローリー博士も大変評価されています。

2020年2月にはイベルメクチンをコロナ治療薬にするための緊急承認法案も生まれ、「イベルメクチン議員連盟」も立ち上げて、かなりの盛り上がりを見せていたのですが、ある時からぱったりこの話題を口にする者はいなくなりました。

吉野　なぜでしょうか？

原口　ひとことで言えば、潰されたのです。

吉野　やはり製薬会社（ビッグファーマ）でしょうか。

原口　そういうことでしょう。「パンデミック条約」を書き換えて、自分たちに有利にしようとしている勢力と同じではないでしょうか。ＲＦＫジュニアさんの言う、「アメリカの民主党は戦争をやる政党から、製薬会社の政党になった」ということです。

吉野　まさにトランプ前大統領は〝ＷＨＯから脱退する〟という大統領令を出しました（米政府は２０２１年７月６日をもってＷＨＯを脱退すると正式に通告した／２０２０年７月）。それが、バイデン氏が大統領になり（２０２１年１月）、彼が１日目にやったことは〝トランプの大統領令を取り消す〟ことでした。

原口　そうです。ディープステートが復権したわけです。

吉野　ＷＣＨの会議の時も話題にのぼりましたが、結局誰がＷＨＯに一番金を出しているかと言えば、ビル・ゲイツさんをおいてほかにいないわけですよね。

原口　ええ。「ビル＆メリンダ・ゲイツ財団」が２番目、ビル・ゲイツやダボス会議と関係が深い「Ｇａｖｉアライアンス」（子どもの予防接種プログラムの拡大に取り組む団体）が6番目。1位はずっと米国でしたが、トランプ前大統領が半値に減額したため、2021年度の資金提供1位はドイツです。日本は7位の拠出ですね（約2億ドル／300億円）。（※2020年～2021年の2カ年度の数字）

吉野　民間の研究財団が、そんなに出しているというのはおかしなことですよね。

原口　おかしいですし、私物化されているとの指摘さえあります。

吉野　ビル・ゲイツとメリンダの財団もそうですし、「Gavi アライアンス」も似たような財団ですよね。子ども向けのワクチンを先物投資にして先進国からお金を集めて、途上国にワクチンを買わせているという……。

原口　名目上、人類の健康のため、発展途上国のため、非営利で頑張っていますと謳われていますが、やはりビジネス集団ですよね。そのビジネス集団が、ワクチンありきですから。

第1章でも触れましたが、欧州議会の有志で開催された「International Covid Summit III」で発表された《機能獲得実験》ですよ。ワクチンが先に作られて、その

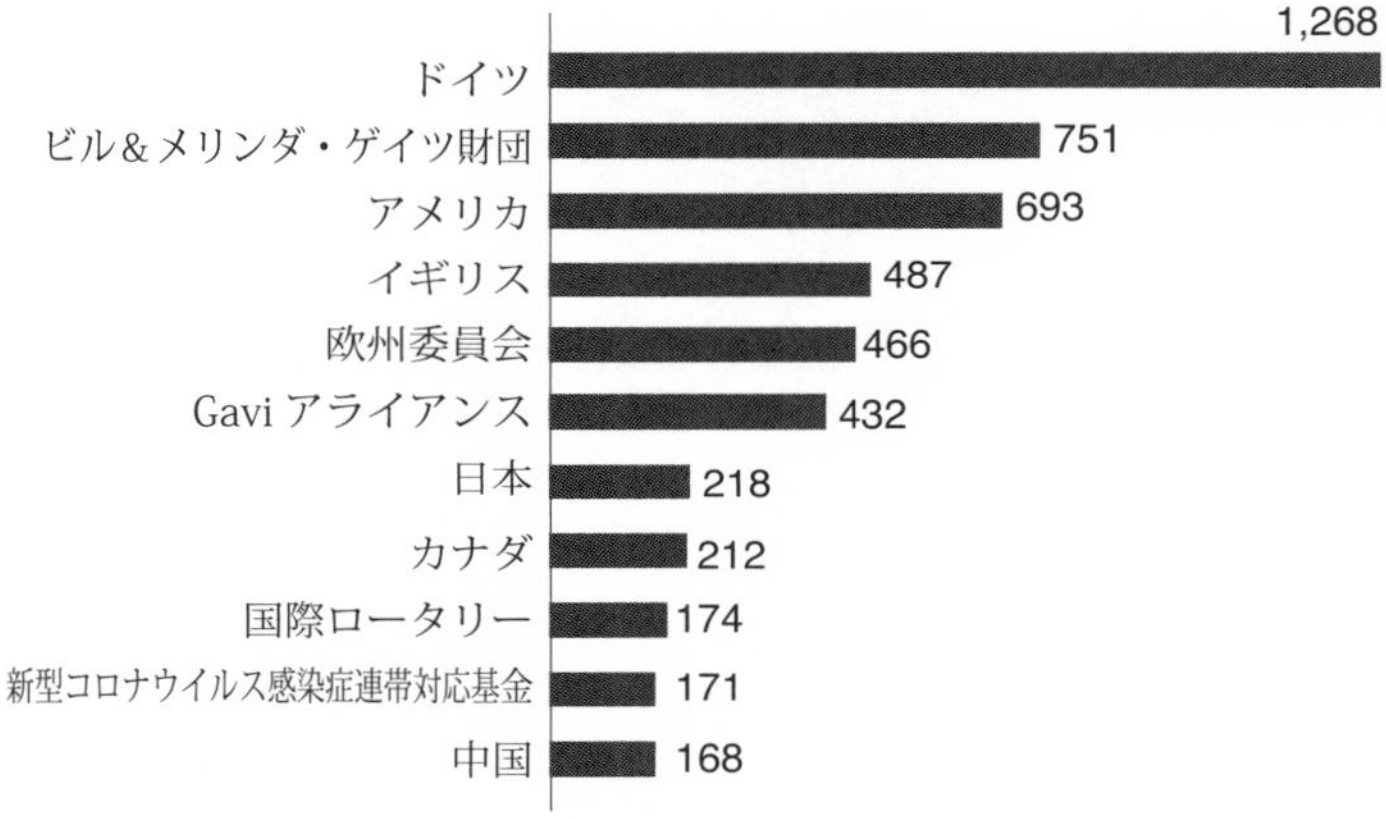

WHO 貢献ランキング（2020-2021 年、単位：US 百万ドル）
参考：WHO 公式サイト https://www.who.int/about/funding/contributors

後にウイルスがバラ撒かれる。

吉野　「Ｇａｖｉアライアンス」という団体は、アフリカ諸国に対して、先進国から政府開発援助として出ているお金でワクチンを買わせているわけです。また、ワクチン債みたいなものを出して、儲かるからと宣伝して、それを買わせています。アフリカの人たちが生体実験をさせられている現状、そして、そのお金がＷＨＯの資金源だったということです。

原口　日本がアフリカに出した協力金が、ワクチン代となり、回り回って特定の財団を通してＷＨＯへと。まったくとんでもないことです。

吉野　その背後には製薬会社も絡み、結局、ワクチンを推奨する団体の連合に、WHOが乗っ取られてしまった。

原口　乗っ取られていますし、一般の人々は彼らの嘘に騙されている。ステークホルダー＝利害関係者の、害がある方が完全に搾取対象となっています。

吉野　まったくおっしゃる通りです。

原口　実は先日、ゾマホン※さんというアフリカのベナンから来ている友人に、「ベナンでメッセンジャーRNAワクチンってどうなってるの？」と聞いたら、「私たちをかつて奴隷にしていた人たちが持ってくるものはね、大体嘘。僕ら実験動物にされるとわかっているからハナから近づかないんだ」と言っていましたよ。

吉野　え、先生！　僕、ゾマホンさんと大親友です。うちの長男が、先日7週間ほど、ゾマホンさんの家にずっとお世話になっていました（笑）。

原口　おぉ！　それは奇遇ですね。私も親友中の親友です。彼は北野武さんから勧められて、ベナンに学校も作っていますね。※今回のWCHの共同代表を務める平沢さん、幹事長の松木さんをはじめ、みんなその学校を支援するメンバーなのです。

吉野 まさかゾマホンさんで繋がるとは思いませんでした（笑）。

アフリカの現実とゾマホンさんのこと

吉野 10年ほど前にゾマホンさんと知り合った際に、ぜひベナンに来てくださいという話になり、3週間ぐらい滞在したことがあるのです。ゾマホンさんの「ベナンの医療をなんとかしてほしい！」という強い気持ちに私も心動かされまして、ベナンの国立大学や私立の病院を何か所か回りました。

※ゾマホン・ルフィン……西アフリカ・ベナン共和国の外交官（元駐日本国ベナン共和国特命全権大使）。テレビタレント。1964年生まれ。

※たけし日本語学校……2003年9月、ゾマホン氏が駐日本ベナン大使の時に設立したベナン共和国初の日本語学校。

そしてこれが今回の話に凄く繋がってくるのですが、私もびっくりしました。ベナンには内科がない。つまり、高血圧、高脂血症、糖尿病の患者がいない……。

原口　病気がないから、内科がない。

吉野　自殺ゼロ。うつ病ゼロ。がんがゼロです。どこの病院にも、産科と小児科、外傷外科しかない。ただし3歳児の生存率は3割です。赤ちゃんの7割が3歳までに亡くなります。

原口　だから彼は学校を作った。

吉野　私も、たけし日本語学校にも行きましたし、それからゾマホンさんが最も教育に力を入れている学校、日本語学校じゃなくて学校の方です。車で400キロぐらい離れている田舎の町にある学校にも行きました。

原口　僕も行った。その時、井戸水を飲んで酷い目に遭いましたよ（笑）。帰りの飛行機の中でひいひい苦しんで、ほうほうの体《てい》で日本まで帰ってきた苦い思い出があります。いや、ゾマホンさんもその水飲んで、6日間入院してるんですよ！

吉野　それ何年前の話ですか？

原口　２００４年だから20年ぐらい前。

吉野　私が行った時には、ペットボトルの水も飲んじゃだめだよと。あてになんないよと（笑）。

原口　それを先に言ってほしかった（笑）。現地の人間が６日も入院するようなもの飲ますな、と。

吉野　私が７、８年前ぐらいに行った時は、ＯＤＡが入っていて、ヤマハ製の浄水器がつけられていました。それを飲めば大丈夫だと言うけど、みんな飲みません。なぜかというと高額なのです。ペットボトルの水と同じぐらいで、２００円とか３００円ぐらい出さないと買えない。彼らの年収は１０００円ぐらいですから。

ただ、そこの浄水場はちょっとした溜まり場となっていまして、なぜかというと、コンセントがあるからです。コンセントのケーブルが数珠《じゅず》繋ぎで、蜘蛛《くも》の巣状になり、その先にはスマートフォンがたくさん繋がっていて、充電する場所になっていました。

だから、浄水場だけど、誰も水を飲んでなくて、スマホを充電するところになっているという。今、どんな発展途上国でもみんなスマホ持っていますよね。

原口　そうです。だから電気は重要ですよ。今、私の佐賀の友達がゾマホンさんと組んで「ランタンプロジェクト」を進めています。ペラペラの紙みたいに薄い太陽光発電機を使って明かりを灯すプロジェクトで、一生懸命ゾマホンさんがベナンの電気を作っています。

吉野　まさか先生とゾマホンさんが、そんなに近しい関係だとは思いませんでした。

原口　今度3人で、アフリカのワクチンの実態の話でもしましょう（笑）。

世界の政治は総崩れ

原口　私は、藤原直哉さん（経済アナリスト）のXでの投稿やインターネットラジオで、国際情勢をかれこれ8年は学んでいまして、勝手にお師匠と思っている方なのですが、そこで先日、「世界の政治は総崩れ」と題して語られていました（※藤原直哉「ワールドレポート」第1434号／2023年12月13日発行）。

実は、2023年という年は、BRICS※のGDPが、G7のGDPを超えた年なのです。そして、西側諸国の国家は、実はいわゆるディープステートに支配されている国家であって、そのDSの代理戦争がこれまであちこちで仕掛けられてきた。そして、それらでことごとく負けが見えてきてしまった。また、インドをはじめとしたグローバルサウス※といわれる国々では、繁栄と和解が進んでいます。そんな中で、イスラエルではあのような戦争が起きてしまっていることを、我々はどう見ればいいのか？

吉野　日本だけじゃない、これまで世界を牽引していた国々がこれまで通りにはいか

※BRICS（ブリックス）……ブラジル（B）、ロシア（R）、インド（I）、中国（C）、南アフリカ（S）の新興5か国の枠組みを指す言葉。2000年代以降に著しい経済発展を遂げている。

※グローバルサウス……インドやインドネシア、トルコ、南アフリカといった南半球に多いアジアやアフリカなどの新興国・途上国の総称で、主に北半球の先進国と対比して使われる。

ず、少しずつ崩壊が始まろうとしているのですね。

原口　ですから、日本は独立自尊でいかないと、崩壊の荒波に巻き込まれてしまうだけですし、本当に元に戻れないくらい解体させられてしまいます。

しかし、この世界の欺瞞《ぎまん》、恐ろしさに気づき、声を上げる国会議員が何人いると思いますか？　私が真実の声を上げると逆に「原口さん、そんなはっきり言って大丈夫ですか？　いのち大切にしてください」と心配される世の中は、ちょっとおかしくないですか？

吉野　私もよく言われます。皆、わかっていますが口には出さない。

原口　私が大切にしているのは、日本の誇りであり、国会議員としての矜持《きょうじ》であり、もっと言えば「人間性を破壊するあらゆること」から皆さんを守るということです。例えば、ガザで起きている残虐行為を見逃すということは、ジェノサイドに加担していることと同じです。これはもちろん、ウクライナで起きたことにも同じことが言えます。

シオニストとユダヤ人は違う

吉野 イスラエル問題では、マスコミは米国寄りの報道しかしませんし、一筋縄ではいきませんね。

原口 「グレーターイスラエル（Greater Israel／大イスラエル）」と言っている人たちはいわゆる「シオニスト」※と言われますね。元々のユダヤ民族の人たちは、そうではなくて、アラブの人、イスラムの人、その人たちと一緒に平和に暮らしていると。ユダヤ教の中でも、そういう教えもあるわけですね。

彼らシオニストは、１９４８年に、人工的にイスラエルという国を作りました。イギリスの力が大いに関与しましたが、三枚舌外交が有名ですね。そして１９４８年以降、武力侵攻を含めた〝セトルメント〟（入植活動）を始めましたが、あれはほとん

※シオニスト……ユダヤ民族主義者。Zionist。19世紀に始まるシオニズムの信奉者。シオニズムを嫌うユダヤ人も少なくない。

ど、追い出しです。

日本人はよく、ユダヤ人＝シオニスト、と思っていますが実態は違うのです。シオニストというのは、ユダヤの人の中の、ある限られた考え方の人々のことを指します。また、今のイスラエルのネタニヤフ政権は、そのシオニストの考え方が強い政権だと言われています。

吉野　宗教と歴史を理解しないとなかなか難しい問題ですよね。

原口　１９４８年当時の世界の情勢を見てみると、当時のアメリカの国務大臣や、国防長官などは、強引なイスラエル建国に反対しています。ところがトルーマン大統領が、いわゆるシオニストロビーから強い影響を受けていたとされています。そこでアメリカは、ボタンをかけ違えたのではないでしょうか。

アメリカを見ているとわかりますが、共和党も民主党も、イスラエルのシオニスト政権に対して、なぜ他の国ほど強くものが言えないのでしょうか？　イスラエルロビーの力が圧倒的に強いからです。

でもね、そうじゃない人たちも、昨今はずいぶん増えてきました。このままでは、アメリカは滅んでしまいます。自由という国の〝自由〟を逆にああいう悪い自由に使っていては……ジェノサイドを認め、支援しているわけですから。

吉野　そんな米国に追随しているのが日本です。

原口　２０２３年11月11日、サウジアラビアの首都リヤドで、「アラブ連盟」（21カ国・１機構）と「イスラム協力機構（ＯＩＣ）」（56カ国・１機構）が、緊急の合同首脳会議を開きました。イスラエルの即時停戦を訴え、ジェノサイドを強く非難し、イスラエルを支援するアメリカを非難しました。そして、これは結構、日本にとって危うかったのですが、支援している国に対して、《禁輸》をするという提案までありました。つまり石油を出さないということです。日本はイスラエルと米国の支援国の一つですからね。危うくオイルショックの再来かと緊張しましたけど、そこは全会一致にならなかったから免れました。でももっと事態が深刻になった時には、どうなるかわかりません。アデン湾とかペルシャ湾を通るタンカーを止められたら、日本はもうお手上げです。

吉野　自前のエネルギーを持たない日本は、外交で工夫しないといけませんね。

原口　その辺を岸田氏は全く理解していなくて、単純にバイデン政権のポチをやっていますからね。いやもう、早く辞めさせないと。

吉野　でも次になる人はもっと凄いポチかもしれませんよ。

原口　それはある（笑）。次の選挙の自民党は相当厳しいでしょう。創価学会の池田大作名誉会長が亡くなりましたので、公明党と創価学会にも大きな変化があるのではないかと言う人もいます。小選挙区の自民党は、大体2万票ぐらい創価学会さんの下駄を履いています。それがなくなったら次は受からない人が続出です。

ではこちらの立憲民主党は今のままの体制（代表：泉健太）でいいのかというと、こちらも厳しい批判を国民から浴びています。自民党が大コケしているのに期待が高まらない。立憲の緊縮派はディープステートと同じですから。だからいっそ、そこから脱皮しないと未来はないと考えています。立憲を変えることが出来ないなら、新しい政党も視野に入れなければなりません。

吉野　それはまた先生、大胆なご発言です。

原口　いやね、私、命があったら《立憲改進党※》を作りたいとずっと思っていたんです。

吉野　あぁ、大隈重信の……ですね！

原口　父祖を同じくする佐賀藩士、大隈重信公。大隈重信公と私の家紋は同じ花剣菱。龍造寺の軍旗です。彼は藩校弘道館を放校になっていますが、私も危うく放校の憂き目に合うところでした。国政調査を始めたのも大隈重信公で、私はその130年後の国政調査を担当した総務大臣でした。

佐賀が生んだただ一人の総理大臣であり、日本初の政党内閣を組閣した政党政治の先駆者です。早稲田大学をつくり人材の育成に心血を注ぐ一方で、立憲改進党を率い

※立憲改進党……明治時代の自由民権運動の政党の一つ。1882年から1896年まで存在した。初代総理（党首）は大隈重信。

ては、財政、外交など多方面で活躍しました。私も大隈重信公のように、国民のいのちと権利、そして国益を守っていきたいのです。

日本弱体化を目論むディープステートの正体

原口　日本は長らく、アメリカの傀儡国家でしたし、今もそうです。結局、宗主国におもねった人間が、長く内閣総理大臣の椅子に座り、それに逆らった人たちは大体消えていったわけです。

吉野　安倍元首相は最も長く総理の椅子に座った方ですが、そんな方でも抗えなかった力がある……。

原口　トランプさんは先日の演説で、安倍さんのことをこう言っていました。「They took his life, they assassinated Shinzo Abe」（２０２３年10月2日アイオワ集会での発言）。They、つまり、「〝彼らが〟シンゾーを暗殺した」と。アメリカでＤＳと戦っている人たちはわかっているのです。そして、そういった〝勢力〟に、我が日本はずっと支配されています。

吉野　戦争に負けたことが全ての始まりということですね。

原口　そうです。だからと言って「日本は敗戦国なのだから仕方がない」そんな気持ちをいつまでも引きずっている必要はありません。戦争だって見方を変えれば、かなり印象が変わってきます。

先日、アメリカのワシントン、キャピトルヒルで開催された、「北東アジア非核兵器地帯国際条約議員連盟」の第3回総会に参加してきました。この議連は国際議連で、核保有国が多い北東アジアに非核兵器地帯を設定する条約の実現を目指しており、私はそこの共同代表です。そこで、日米戦争における原爆投下の裏話を描いた、『Why Japan?―原爆投下のシナリオ』という本を書いた、アージュン・マキジャニ氏とお話しすることが出来ました。

この本は1985年に日本でも刊行され、当時、共同通信が支援していた本で、

「なぜ原爆投下がドイツではなく日本だったのか?」「マンハッタン計画はいつから計画されていたのか?」といった教科書には決して載らない内容なのですが、なんとそこには、〝1939年に日本に原爆を落とすということが決まっていた〟と書かれているのです。おかしいですよね? 日米開戦となる真珠湾攻撃の日が1941年の12月8日ですから、その2年前から決まっていただなんて……。

その、マキジャニさんは、当時のマンハッタン計画に携わった人たちに、徹底的にインタビューして書いています。そこで私は、「なぜドイツではなく日本だったのか? やはり我々が黄色《おうしょく》人種で、白人と違うからですか?」と聞いたら、「違う」と。元々、マンハッタン計画に関わった原爆開発者は、オッペンハイマーを筆頭に、ドイツ生まれの亡命ユダヤ人だったわけです。ドイツから技術者を何人か連れてきている。もし不発だった場合に、それを解体されて、彼らがドイツで実用化する可能性もある。つまりドイツから報復される恐れがある。そういう意味で、当時の日本の技術では、核による報復は出来ないだろうと考えていたようです。

吉野　アメリカは報復を何より恐れていたのですね。

原口　それから、「でも、1939年に日本に原爆を落とすことが決まってたという話は、ちょっとおかしいんじゃないですか？　日米戦争はまだ始まってもいませんよ」と聞くと、「私もそう思います」と。本ではそのあたりを追い込んでいくのです。だから、12月8日の真珠湾の攻撃も、彼らは事前に知っていた。知った上であえて攻撃をさせたわけです。アメリカ国民へ向けた戦争開始の大義名分が必要でしたからね。自国民が攻撃、殺害されることを知っていたけど、知らんぷりをしていたということが資料に載っています。

吉野　結局、いつもそうやって戦争が始まるのですね。

原口　大体、戦争はこのパターンです。戦争をしたい側が、戦争をしなくてはならない状況（事件）を仕掛ける。金と権力を持っているから、そういうことが出来る。政治家も巻き込まれていくわけです。

田中角栄さんは、「日中国交正常化」（1972年9月）をしてアメリカを激怒させ、その4年後にロッキード事件を仕掛けられました。日本を独立させようとした人は大体落とされる。それは今でも変わらなくて……だから、「原口さん、アメリカに行ったら絶対殺されるから行かないほうがいいですよ」とか言われてしまうわけです。

吉野　先生、本当に気を付けてくださいね。

原口　皆さんにあらかじめ言っておきますが、私は絶対に自殺はしませんから。もし私が死んだ時は先生、死亡診断書を書いてください、「原口一博は自殺じゃない」と。

でもね、ディープステートの方も弱ってきています。基本的に彼らは、極左のグローバリストですから、最もアメリカの中で軽蔑《けいべつ》されている人たちです。戦争をやめろというアメリカ人も増えています。

アメリカには、まともな議員も結構多いのです。日本にだっています。彼らと組んで、ＤＳ掃討作戦をやればいいのです。ディープステートとその傀儡を一掃です。トランプさんが言うところの〝沼の掃除〟（Drain the swamp）が、この日本でも必要なんですよ。

マスメディアと日米合同委員会はアメリカの傀儡

吉野　戦後、マッカーサーのGHQが、日本の報道機関に対する「プレスコード（検閲）」で40の条件を付けました。そういうものが結局今でも続いているわけじゃないですか。表向きには、サンフランシスコ講和条約に調印した1952年の後はなくなったはずなのに、そのまま慣習として残っている。証拠はないことですが、恐らく「日米合同委員会※」などの会合でもそのまま引き継がれているのではないでしょうか。それは秘密会議だし、議事録も出さないし、いつやっているのかもわからない会議だから、我々は何もわからないのですが、何かしら重要なことが話されていることは間違いありません。

※日米合同委員会……日本の官僚と在日米軍のトップが月2回行う秘密会議。日米地位協定をどう運用するかを協議する。その下部には各分野35個の組織がある。原則非公開。政治家は参加出来ない。議事録は全て行政が保存しているというが公開はされない。

原口　そうです。つまり、「日米合同委員会」というのは、ディープステートの傀儡日本事務局みたいなものでしょう。そんな傀儡が、虎の威を借りて行政してきたのがこれまでの日本です。政治家はずっとそのことを知らなかったわけですから。最近ですよ、明るみに出たのは……。日本の官僚は、日本の議会ではなく、アメリカを向いて行政をしてきたわけです。もちろん大手メディアも総務省の下にあるわけですから、それと一体化しています。

私は総務大臣もやりましたから知っているのですが、放送局の資本の外資比率というのがあり、20%（5分の1）を超えてはいけないと放送法で定められています。その中でも、外資比率の高い局がありますが、そういう放送局は全部傀儡といっていいでしょう。

今、岸田内閣がいかに終わるかという時期が来ていますが、そういった時の傀儡メディアは、「次期総理候補はこの人だ」と持ち上げる報道をしますよね。宗主国から好かれている人物をスターにしようとするのです。そこで持ち上げられた人物は、まさに傀儡の手先と思って良いでしょう。

吉野　コロナの時にご活躍した尾身茂さんなども、そう疑われても仕方がないでしょう。尾身さんや竹中平蔵さんなどが顕著ですが、経歴を見ていると結局、本流のキャリアを歩めなかった中で、いかに本流エリートに負けずに、自分でイニシアチブを取れる仕事をしていくか……といったところに腐心してきたのだなと思います。逆にいうと、そういう人は〝彼ら〟に狙われやすい。

尾身さんは、自治医科大学の出身ですが、厚労省を経てＷＨＯへ行きます。ＷＨＯの西太平洋地域事務局長を10年務めた後、満を持して、ＷＨＯ本部の事務局長に立候補して落選しています（２００６年）。選挙の際は、フィリピンでポリオワクチンを打ちまくったという実績を打ち出しましたが、ＷＨＯで力を持ち始めた中国が推薦したマーガレット・チャン（第7代ＷＨＯ事務局長）には勝てませんでした。

２００９年以降は日本に戻ってきて、今度は日本でワクチンを打ちまくるという実績を残しつつ、またＷＨＯで出世したいという欲望のために、活動をされるわけですね。そこでコロナ騒動が起こり、ちやほやされるように報道され、あたかもそれが事実であるかのように喧伝し、ひたすらＷＨＯに気に入られるように行動している、そういうストーリーです。出世欲なのか保身なのか、結局やはり傀儡となっている面は否めません。

原口　〝セカンドトラック（民間外交）〟という言われ方もしますね。メインストリームではない人たちが、アメリカなどに行き、アメリカはこう言っていますと伝える役割です。

ビジネスの世界も同様です。私の若い友人で、自衛官から大学准教授になったという面白い男がいましてね、岩尾俊兵さんと言いますが（慶應義塾大学商学部准教授、１９８９年佐賀県生まれ）、彼曰く「なぜ日本人は日本式経営を捨てたのか」と。今、アメリカのコンサルタントは、日本の昔の経営の良いところを学んで、理論化しているというのです。

ところが、日本は古い、日本の経営は駄目だといって、アメリカに大金払って学びに行ってMBAを取って、日本を馬鹿にするような人を、これまでたくさん生んできました。政治の世界はもっとそうで、アメリカかぶれが多いですよ。だから私は、アメリカ帰りですというやつは大体信じない（笑）。

吉野　私も、2009年頃にアメリカのボストンに行き、ハーバード大学で動物実験をして、論文も書き、賞を頂いたこともありました。ただそこで、彼らの〝インチキをしてでも、上にのし上がってやろう〟という出世根性や名誉欲に嫌気がさして、2013年に全てを捨てて帰ってくることにしたのです。

原口　全く、共感しますね。当時ニューヨーク連銀の総裁で、後にオバマ政権で財務長官になる、ティモシー・ガイトナーという人と親しくさせてもらったことがあります。彼は日本が大好きで、いつも厳格で、絶対に不正を嫌う人でした。

アメリカ人といっても両方いるのです。ルールごと変えて有利に持ち込むような小賢しいグローバリスト商人タイプと、古き良き伝統を好むタイプと。ユダヤ人の中でも分かれますよ。例えば、正統派のユダヤ教徒の人は嫌いますよね、嘘やインチキを。

吉野　嘘が真の顔をしてまかり通る世の中です。我々はもっと、嘘を見破る知恵や道徳を身につけなくてはいけません。しかし、嘘がはびこるワクチンの件も、がんの件も、結局はマスメディアが真実を流さない、アメリカやＷＨＯやディープステートが良しとすることしか流さないから、これだけ国民が困っているということですよね。

原口　その通りです。

吉野　そういう意味では、ユーチューブもだいぶ制限がかかっているとはいえ、発信することが出来るようにはなっていますから、昔に比べればかなり良い環境ではないでしょうか。昔はテレビに出るしか方法がなかった。

原口　テレビは本気でもう駄目ですね。それこそ自主規制という名の〝プレスコード〟が一層酷い状況となってきました。ユーチューブの今後の見通しとしては、グーグル社の検閲行為をなんとかしなくては、既存メディアと同じ道をたどってしまうことでしょう。

第6章

日本再生のための「教育論」

日本の教育の最大の欠点

原口　先生にご説明いただいた〝がんになりやすい体質〟のお話は本当に驚きました（詳細は第3章を参照）。甘いものを食べると血糖値が上がり、インスリンがドカンと出て血糖値が下がり、下がりすぎた血糖値を上げるためにコルチゾールなどのホルモンが大量に分泌されて……ということが、体に緊急事態を作り、余計な負荷をかけている。

あるいはそれらが、細胞の中に入っていく仕組みであるとか、そういった基礎的な知識を皆さんが理解すれば、絶対にこの世からがんは減りますよ。私も、あらかじめそれを知っていたら、自制出来たかもしれないのに（笑）。

吉野　実は、医学部とか歯学部とか薬学部に行っていれば、基礎医学として全部習っていることなのです。習っているはずですけど、それが縦割りの学問のせいで繋がらないのです。国語・算数・理科・社会と同じで、代謝学、細菌学・ウイルス学・免疫学・解剖学を、それぞれバラバラに習っているのです。教えている教官たちも横に繋げないわけですよ。こういうところが日本の教育の最大の欠点といえます。

原口　医療だけに止まらない、お役所もそうだし、大企業などでも同じでしょう。日本の教育全体の問題ですね。

吉野　例えば、子どもが潰瘍性大腸炎になってお腹が痛いと言っている時、その潰瘍を止める薬というのはないから、医者は大体、ステロイド（抗炎症薬）を出します。あと下痢止めを出します。それから、ストレスを感じると言われれば、抗うつ薬を出してしまうわけです。

さらに、学校でその子が「いじめに遭っているから潰瘍性大腸炎になっている」と、その理由が後からわかっても「その問題を解決することは医者の仕事じゃない」と言い出します。その医者が出した、抗うつ薬、下痢止め、ステロイドというのは、全部対症療法です。そのように「俺は医者なんだから学校の問題は関係ないだろう」と事なかれ主義で対応しているから、まさにこういう国となるのです。

原口　本当に……〝こういう国〟としか言いようがないのが悲しい。

この間、先生のクリニックから帰る時にタクシーに乗ったんですよ。そしたらたまたま私の動画をよく見ているという方が運転手さんで、「日本人が日本人じゃなくなってきた」と嘆いていましてね。「だから、日本のために頑張ってください」と言われましたので、私も頑張るしかないのです。

吉野　「日本人が日本人じゃなくなってきた」理由は、〝日本人が日本人らしく自分で考えなくなってきた〟からかもしれませんね。

原口　おっしゃる通り！　政治の世界でもそうです。神様の御託宣《ごたくせん》みたいに、アメリカをはじめとした極左グローバリストから言われるがままに、やってきてしまった。

消費税もその中の一つの、日本弱体化装置ですが、最悪なのはやはり、金融と医療ですね。金融と医療のところで完璧に属国化しています。医療の方はモルモットにされているし、金融の方は餌食にされています。

吉野　「教育とは何だ」という話になる時、みんなそれぞれ色々なことを言うわけですが、結論から言うと、【日本人をつくること】なのです。それで「日本人とは何か」という話になり、大和民族の歴史がどうこう……という話にもなります。では、「日本人をつくる方法はどうするんだ?」と言ったら、私は絶対、【食育】が最高に重要だと思っているのです。

原口 昨今では最も疎《おろそ》かになっているところが食育かもしれませんね。

日本人をつくるための「食育」

吉野 「徳育」「体育」「才育」「知育」と教育の中には色々ありますが、中でも「食育」は侮れません。例えば、質問で「エビフライは日本の食事じゃないけど、うちの子どもはエビフライがとても好きです。エビフライは食育的にいけませんか? たまにだったらいいんですか?」とか。

原口 エビフライは僕も好物なので見逃してください(笑)。

吉野　いえ大丈夫です（笑）。エビフライでも食育OKです。エビフライを食べようと思ったらまずちゃんと、魚屋さんに行って、エビを買ってきましょう、というところから始めます。スーパーのお惣菜コーナーでエビフライを買うのではなく、です。

そこで、例えばブラックタイガーが4匹1200円で売っているとしましょう。3人家族だったら1個余っちゃいますね。そういう時はちゃんと、「3匹にしてくれませんか？」と交渉します。スーパーでは出来ないけど魚屋さんなら出来るはずです。それも子どもに交渉をさせるのです。

エビを家に持って帰ってきたら、ちゃんと塩水に入れて、よく洗って、うんち出させたり、砂を吐かせたり、一旦冷蔵庫に入れて仮死状態にしたら、頭を落として殻を剥《む》いて背わたを抜いて、片栗粉をつけて卵を手でとじて、パン粉につけて……ということを親子でやります。

そのパン粉も、パン粉を買うのではなく、乾燥してガリガリに硬くなった食パンをおろし金で細かく下ろして作りましょう。それをエビにつけて油で揚げて、さあ食べよう！　と言った時、子どもたちが「頭の部分、これもったいない！」と言うので、「じゃあ味噌汁のだしにしようか」ということになったりもします。我が家では（笑）。

原口　面白い、吉野一家。

吉野　「食育」と構えてしまうと難しくなってしまいます。けれど、命の大切さ、その命に対する感謝の気持ち、もったいないという感情、自分で歩いて買ったり体を使うという行為で、思いもかけずに「徳育」が出来たり「体育」が出来たりするわけです。

原口　なるほど、いい食育してますね。

吉野　でもこれ、エビフライを買ってきてソースかけて食べていたら、いつまでたっても知育も徳育も体育も食育も出来ない。

日本人がなぜこんなに、倫理観、道徳観が高いのかと言うと、やはり、「新嘗祭《にいなめさい》」※

※新嘗祭……毎年11月23日に宮中（天皇陛下）と全国の神社で行われる、五穀豊穣を祈り感謝するお祭り。宮中祭祀の中でも最も重要な祭事として古代から行われてきた。

というお祭りが毎年11月にあって、食に対する感謝という気持ちを常に持っているからだと思います。「パンを食べる」という時、小麦粉から練って自分で焼く人って少ないですよね。

原口　しませんね。

吉野　でもご飯は、炊き上がった白米を買ってくる人はあまりいませんよね。自分で炊くわけでしょう?

原口　米だけは炊きます。

吉野　戦後、ご飯が嫌われてパン食が増えましたよね。そういうところからも、GHQと左翼教育によって、完全に日本人の食が壊されてしまいました。

原口　先生は以前おっしゃっていましたね。「いただきます」というのは、「命をいただきます」ということなのだと。そして「ご馳走さま」というのは、漢字では〝走り回っている〟という意味で、目の前に出された食事には、多くの方々が関わって走り回って手を尽くして用意してくれたのだから、「本当に大変でしたね、ありがとうございます」という感謝の気持ちを表すのだと。これこそがまさに、【大和心】ですよ。

吉野　アメリカやヨーロッパで「いただきます」という言葉はないですよね。

原口　「ご馳走さま」もないでしょう。

吉野　海外の食事は、なんとなく始まってなんとなく終わるじゃないですか。これが全然、日本と違いますよね。

原口　全然違う。先ほど、新嘗祭のお話をされましたが、日本の文化の中には、神様と繋がる風習が色濃く残っています。

例えば、「桜（さくら）」という言葉がありますが、その由来というのは「〝さ〟の神様が山から降りて来られて、宿られる場所（くら＝座）」という意味なんですね。

また同じように、「早苗（さなえ）」という言葉は、「〝さ〟の神様が、私たちに苗を与えてくださった」という意味があるそうです。〝さ〟の神様は山の神であり稲の神であり、古代の日本人の間で大切にされてきた神様の名前なのです。

佐賀弁で「さなぼり」という言葉もあります。「田植えが終わった後、〝さ〟の神様が山に登られる。それをお見送りする」時に使います。九州人は大体みんな大酒を飲むわけですが、「酒（さけ）」というのは、〝さ〟の神様への捧げ物のことです。

そういう神様と繋がる文化が、何百何千年もの間、我々日本人の間で受け継がれてきています。そこのところを分断され、遮断されてしまったのが敗戦後の、約7年間の間接統治の影響でしょう。

吉野　日本がポツダム宣言を受諾して、ミズーリ号上で調印式を行ったのが1945年の9月2日ですが、その翌日の9月3日から真っ先に始まったのが、教育と食糧政策の転換です。本土爆撃だけでは物足らず、彼らは日本の文化を破壊しにやって来たのです。

先ほどの、先生の「さくら」の話にならいますと、「大和（やまと）」ってどういう意味ですか？」と私もよく聞かれます。〝や〟は神様のことであり、漢字の〝八〟はたくさんという意味です。〝ま〟はまとまる、坐《ま》す。〝と〟は神様が降りてくる、地上にとどまる……という意味が《やまとことば》の言霊《ことだま》にはあるのです。天津神《あまつかみ》が降りてきて、地上の世界の国津神《くにつかみ》と一緒になって、みんながこの国に集まっていますよ……というのが【やまと】なのです。

原口　「日本（にほん、にっぽん、ひのもと）」という呼び名は、大陸の国との外交の中で生まれた呼び名だったりもしますね。『日本書紀』が「日本」の初出のようですが、まさに『日本書紀』は漢文で書かれた外国向けの文書でした。

吉野　本当はこういう話を小学校や中学校できちんと教えてほしい。どれだけ食育や歴史や国の成り立ちが大事か、それこそが日本人をつくる教育だったのに、いつのまにか国語・算数・理科・社会みたいなテスト勉強だけになってしまいました。

原口　まったく、おっしゃる通りですよ。日本人が親も子も〝今だけ、金だけ、自分だけ〟になってしまっています。自分の成り立ち、ルーツや、文化や伝統がわからなければ、人間とは凄く弱い生き物なのです。

北方領土返還運動でロシアに行った時のことです。プーチン大統領は、サンクトペテルブルク（ロシア西部にある第2の都市。旧ロシア帝国の首都であり古都）の出身ですが、あの街はヨーロッパに近く、伝統と趣《おもむき》のある街並みで有名です。サンクトペテルブルクの「エルミタージュ美術館」には、エカチェリーナ2世が、略奪に略奪を重ねた美術品が、1分1個、作品の前で立ち止まって観たら、4年はかかると言われるほどの展示がされています。また、その隣には「サンクトペテルブルク歴史博物館」があるのですが、なんとそこには、【北方領土は日本のものだ】と書いてあるのです。

吉野　へーっ！　ロシア帝国時代の資料に、はっきりと残っているんですね。

原口　「歴史の真実をたくさん集めたんですね」とそこの館長に言ったら、「ロシアは、近代になってから、歴史を大事にするようになったのです」とおっしゃいました。ロシアはナポレオンにボコボコにされて滅びかかった時もあるのですが、そのあたりから〝歴史を大切にしないと国は滅ぶ〟ということを理解したのだそうです。

吉野　日本がまさに今、ボコボコにされた状態と言えます。戦争が終わってもう80年が経とうとしていますが、これからいかに復活していけば良いのか？　そういう時に、私はよく演説で引用する言葉があります。『自国の神話や民話、歴史を学ばなくなった民族は、100年以内に必ず滅びる』イギリスの歴史家、アーノルド・トインビーの名言です。

原口　国民が神話や歴史への関心を弱らせていくと、国が弱る。

吉野　今、教育問題において、「学校の無償化」を議題にあげる政治家が増えている印象ですが、そこではありません。

原口　何でも金、何でもかんでも現世利益《げんぜりやく》と。教育をする方も受ける方も、教育の目的をわかっていません。今の文教族（文科省との繋がりが深い族議員）は、史上最も劣悪ですからね。

吉野　そうなんですか！（笑）

原口　彼らは5年に1回ぐらい取りあえず「改革！」を掲げます。先日、私もいよいよ我慢しかねて、何人かに「君たちはもう、教育という言葉を口にするな。改革という言葉はもっと口にするな」と言ってやりましたよ。彼らが何かするたびに、日本弱体化装置がギシギシと動き出すのです。ですからまず、日本弱体化を起こすその傀儡を、やっつけるところから始めないといけません。

吉野　教育の問題も、食の問題も、医療の問題も結局そこに集約してくるわけですね。

教育で国民の民度を上げる！

原口　先生とお話をしてますます、「教育からこの国を変えていこう」と強く思うようになりました。これからはタブレットやＩＣＴ（情報通信技術）を使った教育だ、と言いますけど、それらは単なる道具です。

私が思い描く教育の現場は、みんながお互いの思考を、新しいターミナルで見合って、お互いに協力しあうという問題解決型の教育のシステムです。今の教育は、先生が目の前で喋ったことをいかに覚えるか、そしてそれが試験に出るという単なるコピーロボット量産型の教育です。そうではなく、問題解決型の教育の試みを、総務大臣の時に、東に5校、西に5校ずつ、広げていきました。

吉野　斬新な試みですね。

原口　いい人材がたくさんいればいるほど、知恵が集まる。文殊の知恵です。そして、人がたくさんいればいるほど、解決型が可能になる。他人を蹴落として這《は》い上がるというような、ライバルは邪魔だという教育ではなく、みんながいることが、自分が生きていく上で、あるいは問題解決する上で大事なのだということを提唱したのです。だから医学教育も解決型であってほしいと願っています。

　ワクチンの件だって「まずいですよね」と言うと、「えっ？　どこが」ですからね。高学歴のお医者さんでも全然勉強しておらず、愕然《がくぜん》とすることがあります。

吉野　「ワクチンが悪いわけがない」という決めつけがありますね。「どんなワクチンにも副反応が出る人はいる」「数としてはわずかでしょ？」と彼らは思っています。

原口　そうです。がんにかかってから、「僕のがん細胞とワクチンとの因果関係を調べてください」と言った時、最初は「何で？」という顔をされました。証拠となる海外の論文を見せたら、「はぁ、そうだったんですか！」と、やっとのことで調べてくれました。治療中は他の人に迷惑もかかるので、個室に入院していましたが、そんな感じで、みんなで調べながらやっていましたので、一種の教室みたいになっていました。

しかし、お医者さんの気持ちもわかるのです。彼らはコロナやワクチンの被害者にもなっています。

吉野　そうですね。被害者でもあるし、加害者でもあるし、利益者でもあったということですね。このコロナとワクチン騒動で、クリニック1軒につき、大体年間1億円ぐらいの売り上げがあったとも言われます。そういう意味では儲かっていたし、さらにそういう意味で「2類を5類にはしない」と頑なに言っていたのも、日本医師会でした。正直、お金の部分もあると思いますね。それから実際にワクチンを打つことによって、被害が拡大しているわけだから加害者でもあるわけです。

原口　なるほど、おっしゃる通り。

吉野　ですから、僕がいつも言っているのは「とにかく情報は正しいものを得るようにしないと、国民の民度は上がらない」ということです。間違っていることを、延々と、一生懸命にしているのは哀れでしかありません。

原口　間違ったことを真面目に一生懸命にやる人こそ危ない。残念ながら日本人にそういうタイプは多いのではないでしょうか。

江戸時代の藩校と聖徳太子「十七条憲法」

吉野　教育問題を語る時、よく僕は、「朱子学」と「陽明学※」の話をします。とにか

※朱子学と陽明学……近世儒教を代表し東アジアの思想文化に多大な影響を与えた学問体系。「朱子学」は南宋の朱熹《しゅき》（1130〜1200年）によって構築された儒教の一つ。「陽明学」は明代に、王陽明（1472〜1529年）が起こした儒教の一派で孟子の性善説の系譜に連なるもの。「知行合一」＝真の知識は実践によって裏づけられていなければならない、ということ。

く今の詰め込めるだけ詰め込んで、頭がもう本当に重くなるぐらいに知識を詰め込んで、優秀な人はその記憶から手繰《たぐ》り寄せてくると答えがある、という朱子学のやり方は、正直、欠点と言っていいでしょう。

そうではなく、陽明学のように、「知行合一《ちこうごういつ》」（知識と行為は一体）であり、知っていることと出来ることを組み合わせれば、問題解決が出来るということが大事だと思うのです。実際、江戸時代まではそうだったのです。

原口 知行合一、大事ですよね。

吉野 水戸学にしても吉田松陰の松下村塾にしても、全部そうでした。

原口 寺子屋の教育はみんなそうですね。僕の地元・佐賀にある藩校は「弘道館※」と言いますけど、弘道館教育は「輪読《りんどく》※」です。まさに知行合一で、皆が同じ本を輪読、つまり回し読みをするのです。そういう教育に戻していかなくてはいけないし、お医者さんこそちゃんと勉強もして、常にアップデートしないといけませんね。

吉野 江戸時代の日本の医療というのは、世界最高の医学があったのです。日本人は組み合わせることが凄く得意ですから、日本独自の鍼《はり》や漢方（和方）の処方を考え出して、当時としては最も良い医療が出来上がっていたところに、西洋式の医療を入れろということになってしまって……明治に入ると西洋礼讃の学会が出来上がってしまいました。

原口　今と同じですよね。海外勢力にやられちゃったわけです。

吉野　現在は、開国から150年余りが経っていますし、江戸に戻せとは言いませんが、我々のDNAの中には【日本人の魂】が入っていますから、遺伝子のスイッチが入って一旦目覚めれば、元に戻せなくはないですし、諦めてはいけないと思っています。

原口　全くその通りです！　その魂は【大和心】と言っても良いでしょう。

※弘道館……江戸時代中期に佐賀藩が設立した藩校。1781年、佐賀藩第8代藩主鍋島治茂が設立。水戸藩（茨城県）、出石《いずし》藩（兵庫県）の同名の藩校と並び「天下三弘道館」と呼ばれた。
※輪読……複数人が同じ本を読み進めながら、互いの意見や解釈を議論し合うこと。

吉野　まさに！　それを呼び起こさなければいけません。

原口　そして、歴史を見てみると、日本人は自分たちと違うものをいち早く取り入れて、〝和《あ》える〟のが得意なんですよ。

吉野　「ごま和え」とかの「和え」ですね。

原口　この「和《わ》」という言葉で「あえる」と読ませるセンスって、実に日本人らしいと思いませんか。

吉野　「ハイブリッド」方式ですね。組み合わせると凄く良いものが作れる。

原口　組み合わせ。和える文化。聖徳太子が「和《わ》を以《もっ》て貴《たっと》しとなす」とおっしゃいました。和《なご》みですね。多様であること、寛容であること、そしてハイブリッドに組み合わせていくこと。そういうことが、我々は一番大事にしていて、得意なことであることを思い出すべきです。

吉野　先生、実はですね、私……聖徳太子の十七条《じゅうしち》憲法は、マニアなぐらい好きなんですよ（笑）。

原口　え⁉　そんなに？（笑）

吉野　よくセミナーでも「和《やわらぎ》を以《もっ》て貴《たっと》しとなし、忤《さから》うこと無きを宗《むね》とせよ。」と冒頭のところを暗唱していまして、そして、一番大事だと思うのはそのあとに続く、第1条の後半です。「上《かみ》和《やわら》ぎ下《しも》睦《むつ》びて、事を論《あげつら》うに諧《かな》うときは、すなわち事理《じり》おのずから通ず。何事か成らざらん」

原口　凄い！　十七条憲法をそらで言える人に初めて会った！

吉野　上の人たちは和やかに、喧嘩をしてはいけない。そして下の者たちは素直に、多様性をお互い認める。そうすると自然に皆が仲良くなるのだと。そんな世の中になれば、何事も成就する、国難は必ず解決すると聖徳太子は言っているのです。

原口　素晴らしいですね。

吉野　でも今の日本はそうなってないです。皆で対立して、あいつが悪い、こいつが悪いとなっています。

原口　分断の文化に入っていますよね。

上皇陛下が伝えたかった日本のシステムチェンジ

原口　上皇陛下が天皇陛下でいらっしゃった時に、退位にあたって3つのことをおっしゃいました。「殯《もがり》※が重い」、「火葬にして欲しい」、そしていわゆる「生前退位」です。

陛下のおっしゃっていることを共通認識とするために、我々議員の間でも勉強会をやりました。そこでわかったことは、古代の日本とは、2つの文化が交差していることですね。ヘレニズム（ギリシア）とヘブライズム（ユダヤ）が交差したのと同じように。

それは何かというと、天津神がいた縄文時代というのは、神々が我々と水平の位置におられた。どこにも八百万《やおろず》の神がおられて、皆がまさに、和らぎの中で生きているという社会があったのです。

弥生時代となり、国津神が地域を治める新しい社会が出来た。こちらは父なる神が中心に存在している垂直型の社会、近代型の社会構造です。

吉野　各地域に統治者が生まれ、そして天孫降臨が行われ、天皇が生まれ、日本が初めて統一された時代ですね。

原口　「殯」というのは、長いお通夜のような儀式で、天皇陛下が亡くなると、死体を納棺したまま周りの方々が長い間見守ることです。長いと1年ぐらい、遺体が腐敗・白骨化するまで見守る、古代から続く儀式です。これは死者の蘇り、復活を意図するところもあると思いますが、上皇陛下ご自身は、「そういうのはもう重すぎる、皆さんと同じように火葬にして欲しい」と国民に対してご提案されたのです。

吉野　昭和天皇が崩御された際には（1989年1月7日）、約1ヶ月半の殯の期間があり、その後武蔵野陵《むさしののみささぎ》（東京都八王子市）に土葬されました。天皇家も火葬にす

※殯……死者をすぐに火葬・埋葬等せずに長期間遺体を納棺して仮安置する、主に貴人を対象に行われた葬送儀礼のこと。近年は天皇・皇后・太皇太后・皇太后の大喪儀の一つとして行われた。

るということは、現上皇・上皇后両陛下がお2人でお決めになられたようですね（2013年11月14日発表）。

原口　400年ぶりに土葬から火葬にすることになったのです。そう色々考えてみますと、陛下がお伝えされたかったのは、土葬火葬うんぬんではなく「天津神の時代にもうそろそろ戻すべきじゃないですか」ということではないか、とも思ったわけです。

この明治維新以降の150年間とは、まさに西洋型の、垂直型の時代。西欧列強に攻め込まれたから、こちらも負けずにがっしりと構えて、縦型の近代社会へと変貌した。しかしこれは、日本人にはあまり馴染まない。だから陛下は「私も皆さんと同じですよ」と、水平の目線でおっしゃったのかなと思ったのです。

吉野　なるほど、深いですね。陛下のメッセージは単に儀礼のことだけをおっしゃっているのではなく、この日本の社会構造や人間関係についても、新たな提言をされていたということですね。

原口　言葉の奥にあるものを読み取るとそうなります。

吉野　日本語には言霊があり、「あいうえお～」の一音一音に全部意味があります。それをさらに組み合わせて、言葉、日本語、やまとことばというものが出来ているわけです。だから我々日本人というのは、〝音を出して喋ること自体が生きること〟という概念を持っている唯一の民族なのではないかと思います。

原口　言霊信仰を持っている。

吉野　例えば、英語の歴史は浅く、イギリスの国語となったのも13世紀に入ってからです。初期の英語には、男性・中性・女性名詞があって、「the」とか「a」も格変化があったのに、世界を支配するために発達を遂げて、もの凄い単純な言語にしてしまったために、現代の英語には、言霊が無くなってしまったとも言われます。

原口　記号化する中で、スピリチュアルな要素が抜け落ちたのですね。

吉野　ですから、日本人が、日本人の言葉、言霊を大事にするということ自体が、八百万の神々の世界観になってくるのだと思います。

原口　私も言霊を意識した発言を心がけたいと思います。

真実を知った日本人は、強く賢い民族となる

原口　私はあのトランプさんがつくったSNS、『Truth Social』※に結構英語で書き込んでいまして、「やつらの資金源は日本にあるんだから、そいつらも一緒に潰してくれよな」と先日もメッセージしておきました（笑）。

吉野　ただ、そうは言っても、〝彼ら〟を全滅させるなんてことは日本人には到底出来ないので、日本人が正しい情報を知るということが、まず何よりとても大事だと思いますね。

原口　そうです。海外の情報も大事です。

吉野　日本人は極めて頭が良い民族なので、いざ目が覚めた時は絶対強くなるはずです。

原口　おっしゃる通り。ただそれがもうあまりにも、毎日毎日別の情報が入って来て、皆さんも頭が混乱することもあると思います。例えば先日も、少し周波数の話をした

だけで「よしりんに会ったんでしょ」とか「メタトロン※受けたんでしょ」とか、そういう書き込みがありまして、話せないこともいっぱいあるし、共通理解のいかに難儀なことか（笑）。

吉野　すみません、私もその世界ではそこそこ知名度がありまして（笑）。

原口　「私は自分の周波数に合うものを食べているんです」と、そう言わないと大変です。九州人のソウルフードは、ほとんどが先生のおっしゃった禁止食物で出来ているので、ありとあらゆる九州の食は食べられない。ですから「あくまで今の、がんの俺がダメなのであって、あなたたちは食べても良いんだ」と気を使って発言しています。

※ Truth Social……トランプ前米大統領が設立した、言論の自由を提供する新しいソーシャル・メディア・プラットフォーム。SNS。日本語版はまだない。

※メタトロン……量子波動器のこと。ロシア人の科学者が開発した。人間の発する約2600か所の周波数を測定することで、身体のバランスをチェック出来る。吉野先生の銀座エルディアクリニックでも受けられる。

吉野　わかります。食を扱う仕事に関わっている方を見ると、いたたまれない時もあります。先日も、大腸がんの患者さんが来院したのですが、パン屋さんを長年営まれている方で、がんの原因が何か、薄々わかっていました。それで「じゃあ小麦を摂ってはいけないとなると、私の商売はどうしたらいいんですか」と言われました。

原口　苦しいですね。

吉野　そういう方は大勢います。例えば製麺会社の社長で大腸がんだとか、イタリアンのオーナーシェフで大腸がんとかは、やはり多いですよ。小麦の摂取量が過剰になると非常に大腸がんのリスクが上がりますが、ちゃんとがんを治した人たちは気がつきます。「私の仕事を否定されたと思ったけどそうじゃなかった」と。

原口　責任感が強い方ほど堪《こた》えそうですが、どういうことですか?

吉野　そういう方は、「大腸がんの原因を作っている側にいたということは、実は私は人殺しだったのではないか」と初めは思うのですが、しばらくすると、「いや、これからは、小麦を使わない麺やパスタを開発しよう」と目覚める人もたくさんいます。

つい半年ぐらい前に大腸がんになった製麺会社の社長も、私のところに訪ねて来て、「先生がそういうこと言うから、グルテンフリーで、豆や米粉でパスタを作ってみたら、めちゃくちゃ売れてる」「みんな健康になれるし、そんなところに需要があったというのは考えたこともなかった」って。

不景気や苦境の時ほど、これまで築き上げた既得権を守ろうとしがちですけど、本当はそういった潜在需要というのが日本にはあって、健康的なパスタとかラーメンだとかも作れるんですよ。全然難しくないんですよ！　それに国産の大豆だったり、国産の米粉を使うわけですから、食料安全保障的にもそっちのほうが断然良い。食料自給率も上がります。健康的な食生活というのは、喫煙や飲酒を控えるだけではありません。

原口　いい話ですね。この間メタトロンで測ったら、私はお酒は大丈夫ということなので（笑）、あれからもう本当に、九州に帰るとすぐに「酒！酒！酒！」ですよ。一個でもＯＫな食べ物があってよかったです。一番困っているのはフルーツですね。

吉野　フルーツは食後すぐに食べると悪影響が少ないです。なぜかというと空腹の時に食べると、口腔粘膜から糖類がもの凄く吸われるからです。例えば糖尿病でインスリンを打っている人が時々、超低血糖になり過ぎてしまう時があるわけです。そういう時はお医者さんが「チョコレートとか角砂糖をベロの下に入れてください」と言うのですけど、ものの10分ぐらいで血糖値80ぐらいはすぐに上がります。人は口内から糖分を吸うようになっていまして、飢餓状態になり倒れそうになった時に、何かを口の中に入れたら血糖値が上がるように、神様はそういうふうに動物を作られているわけですね。

原口　面白い！

吉野　なので、空腹の時にお菓子を食べたりとか果物を食べたりすると、誰しもが高血糖状態を起こすわけですよね。ところが、ご飯をもぐもぐ食べていると唾液がたくさん出ます。その唾液が口の中にコーティングされていますので、口から糖類が吸収されにくくなります。だから食事の最後に少量の果物を食べても、血糖値への影響は非常に少ないのです。

原口　果物は食後にですね。悪性リンパ腫を公表したあと、お見舞いの品がドカーンと届きまして、お菓子やら果物やら……もう何かの拷問かと思いましたよ（笑）。

吉野　ですので、甘いものは、少量を食後に食べることが体に負担がかからなくて良いです。よくあるがんの患者さんのパターンでは、「果物が体に良いと思って、朝ご飯の代わりに食べている」とか、「空腹の時はバナナやリンゴを食べている」というのは、一見ヘルシーな食生活に見えますが、がんの治療としては間違いです。

だから、「お腹が空いた時はどうしたらいいんですか？」と聞かれた場合ですが、例えば《もち米のお煎餅《せんべい》》を食べるとかは、全然問題ないわけですよ。糖類が入っていないので。

原口　お菓子はしょっぱいものの方が安全。

吉野　いくらでも選択肢はあります。それにそのお煎餅のもち米は国産なわけですよ。だから本当に日本のこと、病気のことをトータルに考えますと《昔からの日本の食事》を食べるようにすると全部改善するのです。これまでの話が横に繫がりますね。

原口　食育、大事ですね。元々この国にあった地のものを食べて、循環させればいいわけですからね。人、もの、食、金、情報……そういったものを好循環させて、日本人みんながハッピーになっていきたいですね。

あとがき

本書にも出てきましたが、わたしと原口先生の接点は、そもそもは何もありませんでした。わたしにとって原口先生はテレビの中の人、特に「たけしのＴＶタックル」に出ている議員の先生、というイメージでした。

ところが、髪の毛が抜け落ちてしまう原口先生の姿がしばしばネットで散見されるようになり、がんであることも公表していたので、職業としてのドクターの気持ちではなく、一人の人間として、とても心配していたのです。「このままでは亡くなってしまうかもしれない、何とかしたい！」と。

ところが先生のＳＮＳを見ていると、参政党の神谷さんと一緒に街頭演説をしているではありませんか。わたしはすぐさま神谷さんに電話して「原口先生のことを心配しているから連絡取れないか、もしよければ当クリニックで診察できないか、と伝えてください」と連絡したのです。神谷さんは二つ返事で連絡を取ることを快諾してくれました。

すると何と言う事でしょう、その日のうちに原口先生から連絡があったのです。

「原口ですが、吉野先生の携帯電話ですか？」昨日のことのように鮮明に覚えています。これが、わたしと原口先生との関係の始まりです。

最初はドクターと患者さんという関係でしたが、治療の成果が上がってくるにつれ、がんの問題から医療の問題、そして日本の問題へと話題が発展していき、いくつかのユーチューブ番組で共演させていただきました。その時の感想は「なんて日本のことを真剣に考え、憂い、そして戦っている人なんだ。この人こそ、まさにサムライだ！」というものです。治療や撮影の合間にする雑談のなかで、その思いは確信へと変わっていきました。心から尊敬するようになりました。

ある日、原口先生から「ＷＣＨ議連を立ち上げることになりました。○月○日の○時より開催し、記者会見もします。」と連絡がありました。わたしは「ああ、そういう事を始めるのだな……」ぐらいの感じでしたが、本書にもあるように「このままパンデミック条約が批准されたら大変なことになる、何とかこの国を救いたいのはわたしも同じ気持ちだ」と思い、思い切って原口先生に「このＷＣＨ議連の立ち上げ記者会見にわたしも参加したい、もちろん末席で記者の後ろのオブザーバーで構いません」と連絡し、原口先生からはご快諾を頂きました。

さて、記者会見が始まる前に、議員会館を訪れると、多くのマスコミ、そして党派を超えた衆参の議員、さらには井上正康先生や村上康文先生、ＷＣＨＪの柳澤厚生先生など、そうそうたるメンバーが集まっていました。末席に座っていたところ原口先生がわたしに「吉野先生は有識者なので、一番前に来てください。」と声をかけてくださって、「！」と思いましたが、わたしも原口先生のように、サムライになる、とその場で決断し、外務省・厚生労働省の役人たちと相対峙することになりました。

わたしはこれまで、国際学会において演者として、時に千人以上のドクター・研究者を相手に質疑応答やディスカッションをしてきました。どの国の誰がどんな質問をしてきても英語で返答しなくてはなりません。そして、参政党時代から、街頭演説であらゆる飛び込みの質問にも答えてきました。しかも内容は、わたしがずっと選挙運動で訴えてきたことそのものです。物怖《ものお》じすることなく、どんどんと役人たちに鋭く質問をしてきました。

おそらく、それからわたしと原口先生の関係がぐっと近づいたのだと思います。もちろん、戦友として、です。その後も、WCH議連の回を重ねてその関係は深まっていったと思います。

わたしと原口先生の共通の価値観は、大和民族としてＤＳから日本を取り戻すことです。そして、日本男子としてこれを成し遂げるために命を懸けることです。

戦後、敗戦した日本は、戦力や憲法を奪われたのみならず、言葉や食事や歴史までもが奪われてしまいました。

「連合国」は英語で「United Nations」、そして「国際連合」も英語表記では「United Nations」。そして、この国連の中にあるのが「ＷＨＯ」。

本書の中に出てくるように、そのＷＨＯの予算を牛耳っているのがＤＳです。そこで決められようとしているのが「パンデミック条約」。この条約が批准されてしまえば、各国の主権の上に感染症対策という名目でＷＨＯ、すなわちＤＳが世界を牛耳ってしまうかもしれないのです。


あまり知られていませんが、トランプ大統領（当時）は政権の末期に「アメリカ合衆国はＷＨＯから脱退する」という大統領令を出していました。そして、バイデン氏が大統領になったときに最初に行ったことは、なんとトランプ大統領が出したWHO脱退の大統領令を取り消すことだったのです。

トランプ大統領も安倍総理大臣（当時）もそこは共通していました。トランプ大統領は不可解な形で落選し、安倍元総理大臣は暗殺されてしまいました。新型コロナウイルス感染問題も、その後のmRNAワクチン問題も、WHOが世界制覇をするための一つの段階だったのです。そして次がパンデミック条約です。

我々は今、建国以来初の日本を奪われる、という危機にあります。元寇の役のときも、明治維新のときも、戦後も、日本はなんとか大和魂とその知恵で侵略を乗り越えてきました。

今こそ、神の国である大和、すなわち日本を取り戻さなければなりません。

本書は、がんという治療、あるいは日本の医療問題という切り口から、本当の保守へ国民が目覚めてくれる一助になって欲しい、そんな祈りを込めて作らせていただきました。古くから続く日本の将来の繁栄を願い、筆を置くことにします。

吉野敏明

【著者紹介】

原口一博（はらぐち・かずひろ）

佐賀県佐賀市生まれ、東京大学文学部心理学科卒業。元総務大臣。佐賀 1 区選出衆議院議員。当選 9 回。立憲民主党 総務委員長、決算行政監視委員長等歴任。2022 年暮れ頃より悪性リンパ腫に罹患し、6月に完治を公表。SNS では党派を超えた主張を繰り広げ、常に話題の的となっている。主な著書「平和」（ゴマブックス）など。

吉野敏明（よしの・としあき）

神奈川県横浜市生まれ、岡山大学歯学部卒業。2023 年大阪府知事選に参政党より立候補。銀座エルディアクリニック院長、医療問題アナリスト、鍼灸漢方医の家系 11 代目、元一般病院理事長、歯周病専門医、作家、言論人。現代西洋医学では治療が困難な患者さんを治すことを使命に、日々の臨床に挑む。著書に『維新政治の闇 身を切る改革は国を潰す』（西田昌司氏との共著 / 小社）、『ガンになりたくなければコンビニ食をやめろ！」（小社）など。

ガンになった原口一博が気付いたこと

吉野敏明との対話

令和 6 年 3 月 20 日　初 版 発 行
令和 6 年 10 月 25 日　第 3 刷発行

著　者　　原口一博　吉野敏明
発行人　　蟹江幹彦
発行所　　株式会社　青林堂
　　　　　〒 150-0002　東京都渋谷区渋谷 3-7-6
　　　　　電話　03-5468-7769
編　集　　高谷賢治（和の国チャンネル / 合同会社 TAK 企画）
装　幀　　（有）アニー
印刷所　　中央精版印刷株式会社

Printed in Japan

ISBN 978-4-7926-0759-3

大御宝としての日本人

著：矢作直樹　はせくら みゆき

大調和を担うのはご皇室だけではない。
私たち全ての日本人が霊性に目覚めることで、世界に大調和が伝播する。

1650円（税込）

秘伝 和気陰陽師　現代に活かす古の智恵

著：保江邦夫

祖母によって伝授された陰陽師の秘儀を惜しみなく公開した1冊
僕の先祖は播磨国の陰陽師の首領だった！

1870円（税込）

日本建国史

著：小名木善行

縄文時代から室町時代まで、史実の裏側を探り、これまでの歴史とは違った、驚愕の日本史を著した書！

1980円（税込）

まんがで読む古事記　全7巻

著：久松文雄

神道文化賞受賞作品。巨匠久松文雄の遺作となった古事記全編漫画化作品。
原典に忠実にわかりやすく描かれています。

各1026円（税込）